Christine Caldwell

Hol dir deinen Körper zurück

Christine Caldwell

Hol dir deinen Körper zurück

Vorwort von Gay und Kathlyn Hendricks

AURUM VERLAG

Die amerikanische Originalausgabe erschien unter dem Titel
„Getting Our Bodies Back" bei Shambhala Publications, Boston.

Ins Deutsche übersetzt von Marie-Therese Hartogs und
Ursula Rahn-Huber

Umschlaggestaltung: Thomas Schröder
Titelfoto: Transglobe

Die Deutsche Bibliothek – CIP-Einheitsaufnahme

Caldwell, Christine:
Hol dir deinen Körper zurück / Christine Caldwell.
[Ins Dt. übers. von Marie-Therese Hartogs und Ursula Rahn-Huber]. -
Braunschweig : Aurum-Verl., 1997
ISBN 3-591-08417-4

1997
ISBN 3-591-08417-4
© 1996 Christine Caldwell
© des Vorworts 1996 Gay und Kathlyn Hendricks
© der deutschen Ausgabe Aurum Verlag GmbH, Braunschweig
Gesamtherstellung: Westermann Druck Zwickau GmbH

Für meine Eltern
Jim und Lucille Caldwell

Für meine Lehrer
Allegra Fuller Snyder
Judith Aston
Thich Nhat Hanh

Für meine Freunde
Sophie Darbonne
Gay und Katie Hendricks
David Silver
Jayne Satter
Jack Haggerty

Inhalt

Vorwort 9
Einleitung
Zur Quelle finden 11

TEIL 1
VORSTELLUNGEN IM KÖRPER VERANKERN

1. Alles ist in deinem Körper 25
2. Heimlich abheuern
   Die Rolle des Körpers in der Sucht 37
3. Mit dem Leben tanzen
   Körpermuster in der Sucht 60
4. Zum Körper zurückfinden
   Der Bewegungszyklus 92

TEIL 2
RÜCKFINDUNG UND GENESUNG
IM KÖRPER VERANKERN:
SPEZIFISCHE STRATEGIEN DES BEWEGUNGSZYKLUS

5. Achtsamkeit als Fundament 119
6. Verantwortung übernehmen bedeutet,
   den eigenen Körper anzunehmen 140
7. Zur Beziehung zurückfinden
   Den Körper tanzen lassen 175
8. Was kann ich praktisch tun? 188
9. Schlußbetrachtung
   Mit dem Körper im Einklang schwingen 212

Literatur 219
Adressen 223

Vorwort

Dieses Buch leistet einen wertvollen Beitrag zur Suchtbewältigung und zeigt Möglichkeiten der physischen und psychischen Genesung auf. Über viele Jahre hinweg haben wir Christines Weg bei der Entwicklung eines Bewegungszyklus mitverfolgen können und freuen uns heute ganz besonders über die Herausgabe ihres Werkes. Ihr eingängiger und wunderbar einfühlsamer Ansatz ist das Produkt jener Tausenden von Stunden, in denen sie miterleben durfte, wie Menschen zu ihrer ganzen Lebendigkeit und Lebensfreude fanden. Mit dieser ersten umfassenden Methode werden Intelligenz und Selbstheilungskräfte im ganzen Menschen – in seiner Einheit von Körper und Geist – gewürdigt. Christine breitet vor uns eine Karte dieser „Landschaft" aus, mit deren Hilfe wir uns leicht orientieren und beflügelt auf Wanderschaft begeben können.

Christine hat den Studiengang für somatische Psychologie am Naropa Institute eingerichtet und ausgebaut. Viele der im vorliegenden Buch beschriebenen Strategien und Methoden wurden an diesem Institut entwickelt und verfeinert. Das Naropa Institute zählt zu den wenigen Orten, an denen Studenten lernen können, sich die Kraft unvoreingenommenen Beobachtens zu erschließen, sich dem natürlichen Bewegungablauf anzuvertrauen und dabei ein reiches Leben im Inneren zu entfalten. Christines größtes Talent besteht wohl in ihrem außerordentlichen Geschick, zufällige Begebenheiten in verständlicher Form darzustellen und einzuordnen. Es ist ihr gelungen, das augenscheinliche Chaos körperlicher Ausdrucksformen zu einem Geflecht zu spinnen und damit einen Durchbruch in der Behandlungsmethodik zu erzielen, der vielen Therapeuten und Wißbegierigen aus anderen Bereichen frische Kraft und neue Impulse geben dürfte.

Hol dir deinen Körper zurück ist eine geführte Reise in das „schwer faßbare Offensichtliche", wie Moshe Feldenkrais es einmal formulierte. Hier lernen wir, wie wir uns unseres verstoßenen Körpers wieder annehmen und zur Ganzheit zurückfinden können.

Dieses Buch birgt einen reichen Schatz an Heilungsmöglichkeiten und gehört zur Pflichtlektüre für alle mit der Psychologie in ihren vielfältigen Facetten Befaßten.

Christine gibt hier ebenso wie in ihrem Leben großmütig ihre Entdeckungen preis und schildert ihre Erfahrungen in verständlicher und humorvoller Weise. Wer tatsächlich etwas bewirken und eine aus dem Herzen kommende, kurzweilige Reise in das Land der Heilung antreten möchte, muß dieses Buch unbedingt lesen.

Gay und Kathlyn Hendricks

Einleitung
Zur Quelle finden

*In dem Moment, in dem wir uns verkörpern,
fangen wir an zu lernen.*
Richard Strozzi Heckler: *The Anatomy of Change*

Nach einer ausgiebigen „Freßorgie" mußte ich mir vor einigen Jahren heulend und zähneknirschend eingestehen, daß ich regelrecht süchtig auf Süßes war. Ich hatte alle typischen Anzeichen: Ich versteckte Süßigkeiten, klaute sie, hatte keinerlei Kontrolle mehr über ihren Verzehr und log mir und anderen um ihretwillen etwas vor. Kurz nach dieser Einsicht erstand ich auf dem Weg zum nahegelegenen Einkaufszentrum ein großes Stück Kuchen, um es mit meinem vierjährigen Sohn zu teilen. Nachdem wir es uns zum Essen bequem gemacht hatten, wurde meine Aufmerksamkeit darauf gelenkt, wie der Kleine zufrieden vor sich hinmurmelte, geräuschvoll mampfte und seine Hälfte offensichtlich mit großem Genuß und viel Freude verspeiste. Ich hingegen verschlang meinen Teil mit ungezügelter Gier und machte mir gleichzeitig Gedanken, wie fett das alles sei und ob mich wohl irgendjemand beobachtete. Die Gegensätzlichkeit unserer Erfahrung beim Essen ein und desselben Kuchens schockte mich und rüttelte mich regelrecht auf. Es traf mich wie ein Stich ins Herz, als mir bewußt wurde, daß mir irgendwo auf meinem Weg jenes unbeschwerte Verhältnis zu Kuchen verloren gegangen war, das mein Sohn offensichtlich noch hatte. Der Unterschied zwischen uns beiden zeigte sich darin, daß er hellwach und lebendig erschien, während ich verschlossen und in mich gekehrt war.

Damals habe ich mir geschworen, in Zukunft so viel Süßes zu essen wie ich wollte, solange ich dabei „wach" bleiben und es so genießen würde wie mein Sohn. Mein früheres Ringen um Enthaltsamkeit hatte stets ein Gefühl der Entbehrung, Leere und Angst in mir zurückgelassen, ohne daß sich an meiner Sucht selbst etwas geändert hätte. Ich war fest entschlossen, zu jenem Zustand zurückzufinden, den ich bei meinem Sohn miterlebt hatte: die Lebendigkeit in Person und das vollkommene Ruhen in der Gegenwart. Dies schien mir immer dann verloren zu gehen, wenn es um Süßigkeiten ging – ganz gleich ob ich sie nun tatsächlich zu mir nahm oder nicht. Doch bald mußte ich erkennen, daß es schier unmöglich war, meinen Vorsatz in die Tat umzusetzen. Schon beim ersten Bissen von etwas Süßem vergaß ich alles, was ich mir vorgenommen hatte, und schlang es heimlich in mich hinein, um mich hinterher so richtig elend zu fühlen. Kurzum: Ich war weder wach noch lebendig, und ich empfand alles andere als Freude dabei. Eher fühlte ich mich innerlich getrieben, und zwar stets nach dem gleichen vertrauten Muster des Sich-selbst-Verlierens und des Sich-selbst-Hassens.

Dennoch hielt ich mich an meinen Vorsatz, nur dann Süßes zu mir zu nehmen, wenn ich auch in der Gegenwart ruhte, und in der Tat gelang es mir hin und wieder, beim Naschen einige Sekunden lang bewußt bei der Sache zu bleiben und diese Wachheit zu erleben. In diesen kurzen Momenten konnte ich den Kuchen *sehen*; ich konnte in seinem Duft schwelgen und seine Konsistenz genießen, den Geschmack in mich aufnehmen und seine ganze Köstlichkeit ermessen. Eine überwältigende Sinneserfahrung ging damit einher – wenn auch nur flüchtiger Art. Und ich war verblüfft zu erkennnen, daß mir die Wachheit als solche ungleich mehr Freude bereitete als das eigentliche Kuchenessen. Welch wunderbares Erlebnis! Mit fortschreitender Wachheit konnte ich feststellen, daß ich im Prinzip gar nicht so sehr auf Süßes versessen war. Das Verzehren des Kuchens im Wachbewußtsein war eine so mächtige und vollkommene Erfahrung für mich, daß es nur eines ganz kleinen Stückchens bedurfte, um mich glücklich zu machen. Wenn ich dem Glücksgefühl nachspürte, klang es ganz rasch wieder ab. Hörte ich an jenem Punkt zu essen auf, blieb etwas von dem freudvollen Geschmackserlebnis in meinem Mund zurück. Aß ich weiter, wurde mir leicht übel. Ich merkte, wie ich allmählich immer weniger aß und das Wenige immer mehr genießen konnte. Hin und wieder vermochte etwas Süßes große Freude und Zufriedenheit in mir auszulösen. Und mein Körper sagte mir, wann es Zeit war aufzuhören. Das Gefühl, daß mein Körper wählen und ein klares Ja oder Nein von sich geben konnte, faszinierte mich regelrecht. Solange ich wachen Geistes in meinem Körper ruhte, spürte ich deutlich, wie schädlich es für mich war, mehr als einen oder zwei Bissen zu essen. Ich konnte die Veränderung des Blutzuckers wahrnehmen, wenn ich auf die subtilen Zeichen in meinem Körper achtete – ein leichtes Schwitzen, ein erhöhter Herzschlag und ein Gefühl von Übelkeit im Magen. Mit der Zeit lernte ich, zwischen dem, was meinem Körper guttut und dem, was ihm schadet, zu unterscheiden – und das nicht nur in bezug auf Süßes, sondern zunehmend auch auf alle anderen Nahrungsmittel. Mit dem Erwachen meines Körpers als Teil des Prozesses hatte ich nicht gerechnet, und ich registrierte es mit großem Erstaunen. Ich hatte das unglaubliche Potential der uns in die Wiege gelegten Selbstregulierung entdeckt und mein Urteilsvermögen zurückgewonnen, das mir in den Wirren der Sucht ganz und gar abhanden gekommen war.

Der Versuch, mein Problem in den Griff zu bekommen, gelang eigentlich nur, weil ich das Leugnen bereits aufgegeben und mir selbst gegenüber mein Suchtverhalten eingestanden hatte. Darüber hinaus hatte ich mich innerlich zur Umkehr verpflichtet, indem ich meiner Wachheit einen höheren Stellenwert einräumte als meiner Sucht. Zucker beziehungsweise Süßes ist an sich nicht giftig – im Gegensatz zu Nikotin, Alkohol oder sonstigen Drogen, die eine vollständige Abstinenz und Entgiftung erforderlich machen, bevor der eigentliche Genesungsprozeß in Angriff genommen werden kann. Unser Körper kann solange nicht zwischen Gift und Nahrung unterscheiden und viel weniger noch bewußt die Nahrung wählen, bis wir physisch ganz und gar aus dem Einflußbereich des Giftes heraus sind. Das Gift „vernebelt" unser Urteilsvermögen. Wer einmal von starken Giften abhängig war, darf oft nie wieder auch nur eine winzige Menge davon zu sich nehmen.

Während ich mich in Wachheit übte, konnte ich eine ganze Reihe von positiven Nebeneffekten verzeichnen. Wenn ich meinen Körper bewohne, bin ich der Steuermann an Bord; ich kann selbst beurteilen, ob eine Substanz schädlich für mich ist oder nicht, ob ich sie besser nur in kleinen Mengen zu mir nehme oder ob es sich um eine rundum wohltuende und bekömmliche Speise handelt. Ich kann auch erkennen, ob ein Verhalten, eine Beziehung oder ein Gedankenmuster negativ, neutral oder positiv ist. Ich brauche nur in mich hineinzuhorchen, um von dort aus die nächste, noch größere Herausforderung anzugehen: Freude und Heilsein zuzulassen, ja, beide willkommen zu heißen, denn sie erwachsen aus der Tatsache, daß ich in meinem Körper wohne und konsequent für ihn sorge.

Diese Vorgehensweise kann unseren Begriff von Versorgung gewaltig verändern. Wenn wir süchtig sind, können wir nie genug von dem bekommen, was wir so heiß begehren, und unsere Vorstellung von Versorgung kann auf ein überlebensorientiertes Verlangen nach *Mehr*, gekoppelt mit einer Urerfahrung von *Nicht-Genug*, zusammenschrumpfen. Wenn wir unseren Körper bewohnen und das Ruder in die Hand nehmen, wissen wir bald, daß die richtige Versorgung darin besteht, vom Rechten immer das rechte Maß zu sich zu nehmen. Die Sucht macht uns blind dafür, was das Richtige für uns ist. Sie beeinträchtigt auch unsere Fähigkeit zu erkennen, ob das, womit wir uns versorgen (sei es eine Speise oder eine

Berührung, die Aufmerksamkeit anderer Menschen oder ein anderer Stimulus), nicht ausreichend, gerade recht oder allzu üppig ist. Alles, was wir in zu großen Mengen zu uns nehmen, ist schädlich. Selbst Wasser und Sauerstoff können uns zum Verhängnis werden, wenn sie im Übermaß genossen werden. Und wenn wir von etwas nicht genug haben, wird unser Leben durch die ständige Suche nach mehr davon vergiftet.

Ich bin körperzentrierte Psychotherapeutin. Die körperzentrierte Psychotherapie ist eine klinische Methode, bei der über den Körper Zugang zu verdrängten und fragmentarischen Teilen des Selbst gewonnen wird. Die Arbeit stützt sich auf die Annahme, daß Empfindung, Atem und Bewegung die Sprache des Körpers sind; wir brauchen nur auf diese Sprache zu hören, um die eingespeicherten Traumata auflösen und loslassen zu können, um wieder zu lernen, froh und glücklich zu sein, und uns mit den Dingen zu befassen, die uns nähren und bereichern. Die Körpersprache kommt zumeist aus dem Unbewußten oder aus Teilen unseres Selbst, die sich abgespalten und aus denen wir uns zurückgezogen haben. Sie können sich in Form von Beschwerden und Schmerzen, chronischen Erkrankungen, Haltungsgewohnheiten und bestimmten gewohnheitsmäßigen Gesten oder ungewöhnlichen Empfindungen manifestieren.

Ich hatte 1984 – ein paar Jahre vor meiner eigenen inneren Umkehr – zum erstenmal in meiner Praxis mit als solche erkennbaren Süchten zu tun. Während ich noch im Kampf mit meiner eigenen Sucht nach Süßigkeiten verstrickt war, fielen mir bei meinen Klienten gewisse körperliche Verhaltensweisen auf, die mir zunächst rätselhaft und schwierig einzuordnen erschienen. Ich bemerkte bestimmte Bewegungsgewohnheiten – zumeist in Form von Gesten und Körperverspannungen, welche die Betreffenden unter emotionalem Streß zeigten. Bei diesen Gewohnheitsmustern handelte es sich in der Regel um winzig kleine, wiederkehrende Bewegungen der Hände oder des Gesichtes, die keinerlei funktionalem oder expressivem Zweck dienten und wie ein Beruhigungsmittel zu wirken schienen. In der Regel konnte ich diese Zeichen in kritischen Momenten einer Therapiesitzung registrieren, wenn Schlüsselerlebnisse oder Einsichten zutage traten.

Bei einer Klientin war dieses Muster besonders stark ausgeprägt. Kaum vierjährig, hatte sie ihre Mutter durch eine Krebserkrankung verloren. In der Therapie konnte sie in gewissem Maße die niemals zum Ausdruck gebrachte Trauer über den Verlust jener Zeit nachempfinden. Dies äußerte sich darin, daß in solchen Momenten die übliche Maske der Gelassenheit von ihrem Gesicht wich und einem Ausdruck von Traurigkeit Platz machte. Unbewußt rieb sie sich dann jedesmal mit den Händen über das Gesicht, und genau in diesem Augenblick war der traurige Ausdruck wie zufällig verschwunden. Wenn dies geschah, fühlte sie sich ihren eigenen Worten zufolge stets ein wenig verloren. Als ich sie auf diese Geste aufmerksam machte, erfuhr ich, daß sie sich ihrer völlig unbewußt war. Daraufhin begann sie, dieses Verhalten in ihrem Alltagsleben zu beobachten und fand heraus, daß sie sich das Gesicht immer dann rieb, wenn ihr eine Empfindung unbehaglich war.

Anstatt zu versuchen, das Muster abzulegen, befaßten wir uns nun ganz bewußt damit. Sie rieb also absichtlich ihr Gesicht und ließ ihren Händen dabei freien Lauf. Das Reiben im Gesicht verstärkte sich, als sie sich auf einmal wieder daran erinnerte, wie ihr Vater ihr nach dem Tod der Mutter aufgetragen hatte, „diesen Ausdruck aus ihrem Gesicht zu wischen, ein gutes Kind zu sein, nicht mehr zu weinen und das alles zu vergessen". Als sie das Reiben weiter verstärkte, kam sie plötzlich mit ihrer Wut darüber in Kontakt, daß sie nie über den Verlust ihrer Mutter hatte weinen dürfen, und es gelang ihr, diesem Zorn Ausdruck zu verleihen. Damit war der Weg frei für die lange zurückgestellte Trauerarbeit. Zwei Therapiesitzungen lang weinte sie unentwegt und verbarg dabei ihr Gesicht in den Händen. Im Anschluß an diese Sitzungen berichtete sie beiläufig, daß ihre Gier nach Zigaretten gewaltig zurückgegangen sei. Mit der Zeit entdeckte ich ähnliche subtile körperliche Verhaltensweisen bei mir selbst und bei meinen Klienten. Ich begrüßte meine eigenen physischen Gewohnheiten wie alte, liebgewonnene und vertraute Freunde, denn schließlich gaben sie mir ein Gefühl der Selbst-Identität und hielten unangenehme Empfindungen von mir fern. Immerhin war das nervöse Zupfen an den Fingernägeln ein normaler, liebgewonnener Teil meiner Person.

In Streßsituationen zeigte sich bei nahezu all meinen Klienten, daß sie ihrem Körper gegenüber wenig achtsam waren und gewisse Gewohnheitsmuster an den Tag legten, ob sie sich nun mit erkennbaren Suchtproblemen auseinandersetzten oder nicht. Zu meiner Verwunderung konnte ich auch feststellen, daß das Auftreten dieser Gewohnheitsmuster absolut vorhersagbar war. Ich konnte genau voraussagen, wann sich einer meiner Klienten beispielsweise ans Kinn fassen würde; er tat dies nämlich immer dann, wenn er über sein Verhältnis zu seinem Vater sprach. Bei einer anderen Klientin wußte ich, daß sie sich durchs Haar fahren würde, wenn sie Zorn in sich aufsteigen spürte. Beobachtungen dieser Art gehören zum Alltag von Bewegungs- und oft auch von Gesprächstherapeuten, doch das Erkennen und Behandeln solcher Verhaltensweisen als Wurzel eines Suchtprozesses ganz gewiß nicht.

Ich gelangte zu der Erkenntnis, daß unser von Natur aus expressiver, kreativer und sinnlicher Körper in jedem beliebigen Suchtprozeß gefangen sein kann, solange wir uns seiner nur am Rande bewußt sind. Daß wir uns, wenn wir nach etwas süchtig sind, von unserem Körper abkehren und ihm die Achtsamkeit entziehen, um auf diese Weise vor unseren Erfahrungen zu fliehen, war eine für mich überraschende Entdeckung. Ich hatte angenommen, daß der körperliche Ausdruck immer ein Akt bewußten Denkens und Handelns sei. In gewissem Maße trifft das auch zu, doch ich nahm jetzt eine mir bislang noch unbekannte Art der Bewegung wahr, die weder funktional noch expressiv, sondern regressiv war. Ich entdeckte, daß wir unseren eigenen körperlichen Gewohnheiten zum Opfer fallen und von ihnen abhängig werden können, um Schmerzen zu lindern oder Glücksgefühle zu erzeugen, so wie wir in eben dieser Absicht gewisse Substanzen nehmen oder uns auf andere Weise betäuben. Wenn das Leben allzu rauh und mühsam wird, müssen wir uns von unserem Körper abkehren, um die Intensität der Gefühle zu mindern.

Dieses Buch ist das Ergebnis von Verhaltensdeutungen, klinischen Beobachtungen und therapeutischen Versuchen, die an jene frühen Erfahrungen anschlossen. Es will eine neue Definition des Suchtbegriffes liefern, die unser Wissen um die Rolle des Körpers im Streben nach Ganzheit und Freude berücksichtigt, das Wesen der Sucht in unserem physischen Verhalten beschreibt und neue Behandlungsmethoden aufzeigt.

Über die vielfältigen Bestrebungen zur Suchtbewältigung ist besonders in den letzten zehn Jahren viel geschrieben und wertvolles Datenmaterial zusammengetragen worden. Auf diesem Gebiet wurde sowohl im klinischen als auch im theoretischen Bereich so viel geleistet, daß es der klassischen Psychologie heute ebenbürtig gegenübersteht. Der Feldzug gegen Sucht und Abhängigkeit erfolgte aus einer Notwendigkeit heraus; in seinen Reihen marschierten jene mit, die der Hilfe zum Ausstieg am meisten bedurften. Dies verleiht den Bestrebungen ihre einzigartige, lebensnahe Qualität. Und gerade weil sie so praxisnah angelegt sind, genießen sie bei vielen hohes Ansehen. Was wird der nächste Schritt auf diesem Gebiet sein? Ich glaube, er wird darin bestehen, daß wir zu unserem Körper zurückfinden und uns mit der tiefsten Wurzel aller Süchte beschäftigen – der physischen Desensibilisierung und Habituation.

Die meisten Süchtigen geben zu, daß sie ihren Körper hassen, ihm mißtrauen oder wenig Verbindung zu ihm haben. Das liegt wohl darin, daß im Körper im wahrsten Sinne des Wortes der abgekoppelte Schmerz aus früheren Traumata und Negativerfahrungen gespeichert ist und er dadurch zu einer Art Müllhalde für all die Dinge wurde, die er nicht sein eigen nennt. Und wer wohnt schon gern auf einer Müllhalde? Für solche Menschen bedeutet die Rückfindung zum Körper nichts als die Erinnerung an Gefühle von Scham, Versagen oder Verlassenheit. In der Tat empfinden viele Menschen ihren Körper auf diese oder ähnliche Weise. Niemand könnte dies treffender beschreiben als der amerikanische Fernsehstar Roseanne. Im Oktober 1991 trat sie in der Zeitschrift *People* mit ihren Erinnerungen an schreckliche Mißbrauchserlebnisse aus ihrer Kindheit an die Öffentlichkeit:

„Den größten Teil meines Lebens war ich in meinem Körper wie in einem fleischlichen Gefängnis eingesperrt, und ich habe immer wieder versucht, ihm zu entkommen, aus ihm auszubrechen, daran herumzuschnippeln. Ich habe meinen Körper regelrecht gequält, fünf Päckchen Zigaretten pro Tag geraucht und in übermäßigem Drogen- und Alkoholkonsum oder in Freßorgien geschwelgt. In der Folge wog ich mal hundert und mal zweihundert Pfund. Ich kratzte und zerrte an meinem Körper und verstümmelte ihn. Indem ich ihn bestrafte, glaubte ich, mich irgendwie in einen Engel zu verwandeln, einen Engel, der meinen Körper transzendieren könne – jenen Körper, den ich als so hassenswert empfand, weil er die Wahrheit in sich trug, das Geheimnis."

Wir alle wurden in diesem unglaublich weichen, saft- und kraftvollen und geschmeidigen Gefäß, das wir Körper nennen, empfangen und geboren. Durch ihn erfahren wir uns selbst und die Welt um uns herum. Im Zuge unseres Wachsens und Werdens formen wir uns durch unsere physischen Erfahrungen. Freud und Leid und all die kleinen profanen Ereignisse, die uns das Leben beschert, werden von unserem Körper verarbeitet und durch ihn zum Ausdruck gebracht. Jede nicht ausgeheilte Verletzung hinterläßt ihre traumatischen Spuren im physischen Gewebe, und unser Körper setzt alles daran, in irgendeiner ihm vertrauten Form damit zurechtzukommen. Ist das Trauma unnachgiebig und hartnäckig, so wird unsere physische Bewältigungsstrategie ebenso hartnäckig und unerbittlich sein, und damit ist die körperliche Abhängigkeit geboren: Unser Körper eignet sich seine Überlebensstrategien auch um den Preis an, daß damit möglicherweise die Lebendigkeit nichtwesentlicher Teile verlorengeht. Sucht ist das emotionale und physische Äquivalent des Einfrierens. Wenn es dazu kommt, entziehen wir nicht essentiellen, eher nebensächlichen Dingen wie unserer Kreativität, unserem Glück und unserer Zufriedenheit das Lebenselixier, um den Kern zu retten; und dies geschieht in allererster Linie in unserem Körper. Es ist schon erstaunlich, daß sämtliche Süchte allein dadurch behandelt werden können, daß wir in unseren Körper zurückkehren. Dieses Buch beschreibt eine physische Reise, die uns in den Problemkreis der Sucht hinein- und wieder herausführt, und zeigt die sich daraus ergebenden Chancen auf.

Teil I veranschaulicht den Entwicklungsverlauf einer Sucht im Körper, erhellt die Gründe, warum wir in Bewegungsmuster ausweichen, um der direkten Erfahrung aus dem Wege zu gehen, erläutert die verschiedenen Phasen des Suchtprozesses im Körper sowie die Zusammenhänge zwischen Bewegungszwängen und den viel auffälligeren und leichter auszumachenden Suchtgefahren im Rahmen des stoffgebundenen und stoffungebundenen Mißbrauchs und der Co-Abhängigkeit.

Teil II beschreibt, wie wir den Suchtverlauf über Bewegung und körperzentrierte Ansätze umkehren und auf diese Weise unsere Natürlichkeit und Vitalität zurückerlangen können. Die Prämisse lautet: Genesung und Heilung wird erst dadurch vollkommen, daß wir unseren Körper wieder in Besitz nehmen und gern darin leben. Viele im Genesungsprozeß Stehende schaffen es erstaunlicherweise, dem „Einfrieren" ihrer Vitalität zu entgehen. In diesem Teil wird dargelegt, wie wir unsere Erfahrung in diesem Prozeß der Rückfindung und Genesung intensivieren können. Das führt nicht nur zur Abwesenheit von Krankheitssymptomen, sondern auch zu einer gewaltigen, den ganzen Körper erfassenden Ode an das Leben, zu einem echten Er-leben von Freude im Alltag, das uns alle zu Dichtern, Tänzern, Malern und Liebenden werden läßt – zu Verfechtern höchster Menschlichkeit. Diane Ackermann hat dies in ihrem Buch *A Natural History of the Senses* besonders deutlich herausgearbeitet:

„Wir sehen uns gern als hochentwickelte Wesen in Anzug und Krawatte oder Seidenstrümpfen und Hemdblusenkleid und meinen, das Höhlendasein seit Jahrtausenden hinter uns gelassen zu haben – doch unser Körper ist nicht überzeugt davon. Wir mögen uns vielleicht den Luxus leisten, ganz oben an der Nahrungskette zu stehen, doch immer noch reagieren wir mit einem Adrenalinstoß, wenn wir auf tatsächliche oder vermeintliche Feinde treffen... Wir erschaffen weiterhin Kunstwerke, um unsere Sinne zu erfreuen und liefern der Überflußgesellschaft ständig neue Sensationen, so daß wir ungehemmt am Schauspiel des Lebens teilhaben können. Wir sehnen uns weiterhin heftig nach Liebe, Lust, Freude und Leidenschaft, nehmen die Welt immer noch in ihrer ganzen Schönheit und Verwerflichkeit wahr und spüren, wie ihre Überschwenglichkeit in unseren Adern pulsiert. Es gibt keine Alternative. Damit wir Bewußtheit in ihrer ganzen berauschenden Lebendigkeit begreifen können, müssen wir die Empfindungen unserer Sinne verstehen lernen... und herausfinden, was sie uns über diese unsere atemberaubende Welt, in der wir leben dürfen, zu sagen haben."
(1990, XIX)

In diesem Buch wird beschrieben, wie das körperzentrierte Paradigma – die somatische Psychologie, wie ich es gern nenne – eingesetzt werden kann, um eine virulente Krankheit in einen Rausch der Begeisterung zu verwandeln, indem wir unseren Körper wieder zu unserer Wohnstatt machen. Ein solcher Wandel kann unser Leben mit Sinn und Würde erfüllen und uns zu neuen Zielen führen.

Teil 1

Vorstellungen im Körper verankern

1| Alles ist in deinem Körper

Wer ihn spürt, kennt ihn besser.
Bob Marley

Was versteht man unter somatischer Psychologie? *Soma* bedeutet Körper. *Psyche* verweist auf den Geist. Also befaßt sich die somatische Psychologie mit der Körper-Geist-Verbindung. Mit dem vordergründigen Ziel der Heilung und Transformation möchte sie die Menschen zu einer organischen Ganzheit zurückführen und stützt sich dabei auf Gedanken und Erkenntnise der Philosophie, Medizin und anderer Wissenschaften. Im gewissen Sinne könnte man sagen, daß die somatische Psychologie auf der Suche nach einer einheitlichen Theorie über die menschliche Natur ist. Dieses liefert einen groben Überblick der somatischen Psychologie auf der Basis folgender Grundannahmen:

1. *Jedes Ereignis – ob physischer, emotionaler, kognitiver oder spiritueller Art – wirkt sich im Moment des Geschehens auf unser ganzes Sein aus.* Die Erfahrung eines Ereignisses beginnt mit seiner Aufnahme durch die unser Fleisch durchdringenden sensorischen Systeme, ein pulsierendes Netzwerk von Nerven, um sich dann im Geist einzuprägen. Unser Körper muß sich in einem gewissen Wachzustand befinden, damit er überhaupt denken kann. Der Geist kann sich nur durch den Körper, den er bewohnt, in der Wirklichkeit Ausdruck verleihen. Unsere Reaktionen auf Ereignisse verändern die physische Struktur des Körpers ebenso wie unsere Emotionen und Gedanken: Zorn setzt sich im Kiefer fest und Traurigkeit in der Brust. Auch das Denken kann mit einem charakteristischen Gesichtsausdruck oder

einer kleinen Geste einhergehen. Bei unserem Körper-Geist-Gefüge handelt es sich eher um eine Feedback-Schleife oder ein Kontinuum, als um zwei separate und (im Idealfall) kooperierende Systeme. Das reibungslose Zusammenspiel erleben wir auf physischer, emotionaler und kognitiver Ebene. Tritt irgendwo im Körper-Geist-Kontinuum eine Funktionsstörung auf, so wird sich das stets auf das ganze System auswirken.

2. *Als Menschen sind wir Energiesysteme.* Um zu leben, nehmen wir Energie auf und geben Energie ab. Dieser Energieaustausch bestimmt unsere Identität und unser Verhalten. Energie kann als das Äquivalent der Persönlichkeit angesehen werden. Aus somatischer Sicht beobachten wir, wie der Mensch Energie aus seiner Umwelt – und damit ist alles gemeint, von der Nahrung bis hin zur Konversation – in sich aufnimmt, verarbeitet und dann wieder nach außen abgibt. Jedes Ereignis stimuliert den Energiefluß in unserem Organismus. Durch ihre Wirkung auf Form und Dichte unserer physischen Struktur verschafft sich diese Energie Ausdruck. Wenn ich kritisiert worden bin, schnürt es mir die Brust zu. Und wenn meine Brust wie zugeschnürt ist, neige ich möglicherweise dazu, jedes Wort meiner Mitmenschen als Kritik zu werten. Diese Energie wird dann durch entsprechendes Verhalten nach außen abgegeben, indem ich mich beispielsweise in Gesprächen defensiv, passiv oder zurückhaltend zeige. Die Energie ist im Körper oftmals zu stark oder zu schwach gebunden, weil sie ständig mit Kontraktion oder Kollaps als möglichen Verteidigungsstrategien operiert.

3. *Unsere Energie ist eine so grundlegende Lebensfunktion, daß sie nichts Negatives oder Böses sein kann.* Ein Großteil unseres Leids rührt daher, daß wir dafür bestraft werden, Energie zu haben. Wilhelm Reich war der Überzeugung, daß die moderne Gesellschaft eine repressive

Kraft darstelle, die unsere Kernenergien auslauge und pervertiere, und daß eben diese Repression die Wurzel allen Übels und Krankseins sei. Diese Sichtweise steht in krassem Gegensatz zum Freud'schen Libidokonzept, demzufolge im Menschen eine Art primitiver, ungebändigter Energie wohnt, die es zu beherrschen und zu kontrollieren gilt, damit die Gesellschaft überhaupt bestehen kann. Doch nach unserer Logik beschwört man dadurch, daß man eine Energie überhaupt als außer Kontrolle geraten und eventuell gefährlich abstempelt, eine sich selbst erfüllende Prophezeiung herauf, denn jede Energie, die wir hassen oder fürchten, wird allein dadurch, daß wir sie als nicht normal empfinden und ihr entsprechend Ausdruck verleihen, zwangsläufig verzerrt und verletzt.

4. *Unser Leben spielt sich im Rahmen einer Energieschleife von Gefühl und Ausdruck ab.* Das Gefühl wird im allgemeinen mit Empfindungen und dem pulsierenden Energiefluß im Körper gleichgesetzt. Es findet im Inneren unserer Physis statt und liefert den Rohstoff zur Identifizierung und Benennung unserer Emotionen, Stimmungen und Befindlichkeiten. Unsere Fähigkeit, für Empfindungen und Energie bedingungslos empfänglich zu bleiben, ist ein Grundpfeiler des reibungslosen Zusammenspiels aller Prozesse im Körper. Zahlreiche körperzentrierte Therapeuten befassen sich vorrangig damit, die Empfindungsfähigkeit und den Energiefluß wiederherzustellen. Die Klienten werden dazu angehalten, ihre sensorische Achtsamkeit zu entdecken und immer wieder unter Beweis zu stellen (Gendlin 1978; Hanna 1987). In gewisser Weise handelt es sich dabei um Freuds freie Assoziation auf körperlicher Ebene.

Der Ausdruck über Sprache oder Gestik ist ein weiterer Grundbaustein für das reibungslose Funktionieren unseres Körpers. Wir suchen nach dem Ausdruck, der unsere innere Erfahrung exakt widerspiegelt und vermittelt. Halten wir unseren Ausdruck zurück, werden wir von unseren

Mitmenschen als streng, verbissen oder in uns gekehrt wahrgenommen; und wenn wir uns übermäßig Ausdruck verschaffen, so bezeichnet man uns als hysterisch, theatralisch oder total unkontrolliert.

5. *Unser Körper will und muß sich bewegen.* In der Bewegung definiert sich unser Leben. Solange unser Herz schlägt, die Lunge pulsiert und die Gehirnwellen fließen, sind wir am Leben; die Abwesenheit von Bewegung führt zur Unbelebtheit beziehungsweise zum Tod. Jede körperliche Bewegung kann als Schwingungs- oder Pulsationsphänomen angesehen werden, wobei die Skala von grob und langsam (physisches Fortkommen im Raum) über mittelmäßig (im Körper zirkulierende Flüssigkeiten, Gestik, emotionale Erregung) bis hin zu fein und schnell (Ionenaustausch, elektrische Impulse) reicht. Die Expansion und Kontraktion des Pulsationsvorgangs ist Leben in höchster Vollendung – das Einatmen und Ausatmen, das abwechselnde Zusammenziehen und Entspannen in der Verdauung sowie das Anschwellung des Herzens mit Blut und anschließende Kontraktion zur Entleerung. Dieser Prozeß spiegelt sich makrokosmisch in der pulsierenden Natur des Universums wider und mikrokosmisch in der Regung des befruchteten Eis. Vereinfacht ausgedrückt, wird im Rahmen der somatischen Diagnose untersucht und beurteilt, wo ein Mensch die pulsierende Bewegung des Lebens in seinem Körper spürt und wo er sie nicht mehr wahrnimmt.

6. *Wenn Bewegung unterdrückt wird, ist der reibungslose Energie- beziehungsweise Lebensfluß gestört, und wir werden krank. Wenn Bewegung überstürzt wird, kommt der Energie- beziehungsweise Lebensfluß aus dem Rhythmus, und wir werden krank.* Eine solche Krankheit manifestiert sich in unserem ganzen Sein: in der Physis in Form von Verspannungen und Blockaden oder Hyperaktivität und

im emotionalen Bereich durch Gefühls- und Ausdrucksverweigerung beziehungsweise Gefühlsausbrüche oder unangemessene Reaktionen; im kognitiven Bereich schlägt sie sich als fixe Idee oder unkontrollierbares, zwanghaftes Denken nieder; und im spirituellen Leben manifestiert sie sich als ein Gefühl von Sinnlosigkeit und mangelnder Verbundenheit. Leid entsteht immer dann, wenn wir nach etwas greifen und an etwas festhalten wollen oder uns in Kampf- oder Fluchtmuster stürzen, anstatt uns auf die mit dem Geschehen einherschwingende Bewegung einzulassen.

7. *Der Körper symbolisiert unsere ganze Erfahrung.* Dies zeigt sich am deutlichsten in der Art und Weise, wie wir unsere Sprache benutzen. Sagt jemand zu einem anderen: „Du sitzt mir im Nacken", so dürfte das widerspiegeln, wie angespannt er sich in Gegenwart des anderen fühlt. Hat jemand ein Magengeschwür, so sagt das etwas über den Energiefluß in seinem abdominalen Bereich aus. Wer davon träumt, keine Beine zu haben, erhält damit einen Hinweis auf sein Stehvermögen und seine Erdung. Wenn wir unseren somatischen Symptomen trauen, können wir aus der Botschaft unserer Worte, Bilder und Träume über unseren Körper ableiten, wie wir unsere Erfahrungen und Erlebnisse zu sehen und einzuordnen haben. Wir wissen, daß der Körper ständig über die Sinne zu uns spricht und daß diese Sprache ohne Worte ein sprudelnder und reicher Quell der Information und Intuition ist.

Unter diesen Gesichtspunkten können wir Sucht nunmehr in einem neuen Licht sehen und als eine zunehmende Gebundenheit an Gewohnheiten definieren. Aus somatischer Sicht kann sie also alles beinhalten, was unser Körper gewohnheitsmäßig tut. T.C. Schneirla (1959) wies darauf hin, daß Tiere auf allen Stufen der Evolution über angeborene Mechanismen der Annäherung und des Rückzugs verfügen. Diese elementaren Mechanismen sind der Ausgangspunkt jeglichen Motivationsverhaltens. Er gelangte zu der Erkenntnis, daß Sucht mit unserer Motivation zusammenhängt, also damit, wie wir uns einer bestimmten Sache nähern. Seiner Überzeugung nach sind alle Substanzen, die nach ihrer Einnahme eine Vorwärtsbewegung oder ein Sich-Hinbewegen auf etwas oder jemanden erzeugen, suchtauslösend. Es scheint, daß bestimmte Substanzen eine solche Vorwärtsbewegung bewirken, indem sie den Dopaminkreislauf in der medialen Vorderhirnbahn – der für Belohnung zuständigen Gehirnregion – aktivieren. Die Aussicht auf Belohnung löst verschiedene Näherungsverhaltensweisen aus. Aus der Perspektive der Nahrungsaufnahme betrachtet, nähert sich ein Tier seinem Futter. Aus der Sicht der zentralgesteuerten Gehirnstimulation heraus, bewegt sich das Tier einfach nur vorwärts und nähert sich offenbar dem in der Umgebung am stärksten hervortretenden Objekt.

Nach dieser Theorie ist unser Gehirn so programmiert, daß wir gezwungenermaßen nach dem greifen, wofür wir schon einmal belohnt worden sind. In diesem Sinne ist Sucht ein programmiertes, auf ein bestimmtes Ziel gerichtetes Bewegungsverhalten. Das Schöne an dieser Theorie ist, daß sie zur Zeit als einzige auf die äußerst variablen Auswirkungen vieler verschiedenartiger, in die Abhängigkeit führender Substanzen und Verhaltensformen, wie beispielsweise Glücksspiel oder Sex, anwendbar ist. Wir bewegen unseren Körper zwangsläufig immer dorthin, wo wir unserer Konditionierung entsprechend Belohnung erwarten dürfen. Ich persönlich bin fest davon überzeugt, daß Sucht gleichzeitig auch immer ein Motivationsverhalten von Rückzug beinhaltet: Einerseits gehen wir auf Belohnung zu, andererseits flüchten wir vor Schmerz.

Die vor dem Zweiten Weltkrieg ins Leben gerufenen Anonymen Alkoholiker (AA) waren die ersten, die Sucht als einen Prozeß gleichzeitiger Annäherung und Abkehr betrachteten. Mit dem Erscheinen der AA, die viele Tausende von Alkoholabhängigen auf den Pfad der Genesung brachten, schwand allmählich die weitverbreitete Ansicht, nach der Alkoholismus eine Charakterschwäche ist. 1962 erklärte die *American Medical Association* (Amerikanischer Ärzteverband) den Alkoholismus zur Krankheit und stufte ihn damit als behandlungsbedürftig ein. Mit dem Krankheitsmodell des Alkoholismus war ein entscheidender Durchbruch im Kampf gegen Sucht und Abhängigkeit gelungen, denn dadurch wurde eine zielorientierte und effiziente Behandlung überhaupt erst möglich. Das Zwölf-Punkte-Programm wurde in fast jedem Therapiezentrum fest eingeführt, und die Genesungsrate schnellte drastisch in die Höhe.

Ein Teil des „Zwölf-Punkte-Programms" besteht darin, daß der Betroffene seine Erfahrungen im Genesungsprozeß mit anderen teilt. Besonders dem Einfluß des zwölften Schrittes ist es meiner Meinung nach zu verdanken, daß so viele populärwissenschaftliche Bücher und Schriften zum Thema Sucht und Suchtbewältigung verfaßt wurden, denn in der Rehabilitation befindliche Abhängige griffen zur Feder, um andere an den Früchten ihrer Genesung teilhaben zu lassen. Ein weiterer Grund, warum diese Art von Literatur auf so großes Interesse stieß, ist, daß das Geschriebene neues Licht auf verwandte Disziplinen im weiten Feld der psychologischen Theorie wirft. Plötzlich richtete man sein Augenmerk auf im Genesungsprozeß stehende Süchtige, um nichtfunktionierende Familiensysteme zu erklären. Auf einmal wandte man sich dem Thema der Süchte zu, um sich stärker mit dem Phänomen des inneren Kindes auseinanderzusetzen. Von Abhängigen erfuhr man, welche Rollen ihnen in ihrer Kindheit zugewiesen worden waren, die sie zu dysfunktionalen Erwachsenen gemacht hatten.

Die Zeit des großen Durchbruchs begann um 1980. Seither ist man neben der stoffgebundenen Abhängigkeit vielen anderen Süchten auf die Spur gekommen, etwa der Sucht nach Sex, Tabak, Geld, Arbeit, Essen oder dem

Glücksspiel. Dabei stellte man auch fest, daß weit mehr Menschen süchtig sind, als gemeinhin angenommen wird (wenn wir unsere Definition von Sucht noch etwas erweitern, sind wir ihr fast alle erlegen) und daß Sucht in einem weitgreifenden, dysfunktionalen Familiengefüge wurzelt, in dem für einen Außenstehenden eindeutig identifizierbare Regeln die einzelnen Mitglieder daran hindern, sich ihre Wünsche und Bedürfnisse zu erfüllen.

Von dieser Warte aus betrachtet, hat Sucht nicht notwendigerweise immer etwas mit Alkohol oder Drogen zu tun; es handelt sich vielmehr um eine ganz menschliche Neigung zum konsequenten, gewohnheitsmäßigen Rückzug vom eigenen Ich. Gleichzeitig beinhaltet sie ein automatisches Greifen nach etwas, das *nicht* wir selbst sind. In manchen Fällen kann dies lebensbedrohend werden, aber meistens werden lediglich die leuchtenden Farben des Lebens weggewischt, der melodische Klang wird gedämpft und unser ekstatischer Tanz durchs Dasein wird auf ein schwerfälliges Dahinschleichen reduziert. Die meisten Menschen sehen in der Sucht nicht das verruchte Monster, sondern eher einen Mangel an Kreativität oder die Furcht davor, „der eigenen Verheißung zu folgen", wie Joseph Campbell es formulierte.

Für mich als körperzentrierte Psychotherapeutin war die Feststellung, daß ungeachtet der Fülle an Literatur ein regelrechter Mangel an Informationen zur Rolle des Körpers in der Sucht und Suchtbewältigung besteht, interessant und schockierend zugleich. Nur wenige Bücher befassen sich mit dieser Thematik, und nur einige der großen Autoren gehen am Rande darauf ein. Bei all ihrem Wissen über die physiologischen Prozesse und Auswirkungen einer Sucht scheinen sie sich wenig Gedanken darüber zu machen, daß diese im Körper zuhause sind und in seinem Inneren ausgetragen werden und daß der Genesungsprozeß folglich genau hier stattfinden muß. Diese einfache Wahrheit wird, glaube ich, aus zwei Gründen gern übersehen:

Zum einen können weite Teile der Gesellschaft mit diesem Gedanken nichts anfangen; man neigt wohl immer noch dazu, den Körper als einen Gebrauchsgegenstand zu betrachten. Zum anderen assoziiert man mit Sucht die Vergiftung eines Körpers, den man ohnehin haßt, weil man in ihm Schmerz erfährt, insbesondere den Schmerz der Deprivation. Und über Themen, die man nicht mag, schweigt man sich gern aus.

In der Suchtszene wird oft und gern darüber gewitzelt, daß auf einem AA-Treffen mehr Zigaretten, Kaffee und Gebäck konsumiert werden als sonst irgendwo. Viele AA-Mitglieder sind so sehr damit beschäftigt, keinen Alkohol oder keine Drogen mehr zu nehmen, daß all die anderen „kleinen" Süchte daneben relativ harmlos erscheinen. Indem man jedoch solchen lebensverneinenden Abhängigkeiten frönt, werden alle Schmerzmeldungen des Körpers ebenso effizient abgeblockt wie beim Trinken von Alkohol. Und wer seinen Körper nicht mehr hören kann, schließt ihn auch nicht in den Genesungsprozeß mit ein. Diesen Punkt haben viele Autoren schlichtweg übersehen.

Bei aller Achtlosigkeit gibt es aber dennoch Inseln der Wachheit. So räumte Charles Whitfield (1987) ein, daß wir ein Grundbedürfnis nach Berührung und Hautkontakt haben und daß jede Mißachtung dieses Bedürfnisses die Entstehung von Sucht begünstigen kann. Anne Wilson-Schaef (1988) erwähnt in ihren Schriften, daß physische Krankheit ein typisches Zeichen für Co-Abhängigkeit ist. In ihrem Buch *Addiction to Perfection* (1982) widmete Marion Woodman einen ganzen Abschnitt dem Körper, den sie als heiliges Gefäß beschreibt. Darin tritt sie vehement dafür ein, auf die Botschaften unseres Körpers (Empfindungen, Traumbilder) zu hören und uns von ihnen auf dem Pfad der Suchtbewältigung führen zu lassen. Als eine Methode zur Kontaktaufnahme mit dem inneren Kind empfiehlt John Bradshaw (1990), sich ausschließlich Aktivitäten zu widmen, die mit physischem Wohlbefinden einhergehen und den Körper erquicken.

Diese Autoren begreifen zwar, daß der Körper in gewisser Weise in das Genesungsgeschehen involviert ist, doch keiner von ihnen hat bisher eine systematische Theorie über die Rolle des Körpers in der Ätiologie, in der Entwicklung und im Verlauf einer Sucht aufgestellt. Solange es jedoch keine derartige Ausgangstheorie gibt, wird der Körper im Genesungsprozeß immer nur am Rande erwähnt, und es fällt uns ungemein schwer, uns den Süchten zu stellen, denen wir alle auf die eine oder andere Weise verfallen sind.

Beim körperzentrierten Ansatz gelingt es, Heilung und Transformation ohne Einbeziehung der Erkenntnisebene geschehen zu lassen. Wenn unsere Aufmerksamkeit im wesentlichen auf unsere Vorstellungen von uns selbst und auf die Beantwortung der Frage „Wer bin ich?" gerichtet ist, berauben wir uns der essentiellen Nahrung, die wir uns zuführen, wenn wir diese Welt direkt und ohne die Filter von Wahrnehmung und Glaubenssätzen erleben. Glück und Zufriedenheit liegt in unserer Fähigkeit, das Leben direkt und in seiner ganzen Fülle zu erfahren. Wissen zu wollen, *wer* wir sind, kann in diesem Licht eine reichlich überzogene Forderung sein. Es zu wissen, läßt in unserem Körper alle möglichen Vorstellungen, Ideen und Geschichten entstehen: Ich bin eine Frau, eine Mutter, eine Lehrerin, eine Psychotherapeutin. Das sind zwar ausnahmslos zutreffende Bezeichnungen, doch machen sie mich wirklich aus? Geben sie mir und meinen Mitmenschen ein echtes Instrument, um mich zu erkennen, so wie man von einem Kompaß die Himmelsrichtungen ablesen kann? Gedanken und Vorstellungen können genau ins Schwarze treffen, müssen es aber nicht. Sie sind zweifellos von dem, was uns andere über uns selbst gesagt haben, und von unserem Bedürfnis nach Anerkennung und Aufmerksamkeit geprägt. Zu wissen, wer wir sind, kann uns eine bestimmte

Sichtweise oktroyieren, nach der wir die Welt beurteilen und uns in ihr bewegen. Damit bekommen wir ein Bezugsfeld, einen Rahmen, in dem wir leben. Durch den Akt der Selbstfindung und des Feststellens „Da bin ich, hier und jetzt" verleihen wir unserem Leben Glanz und Schönheit. Wenn wir wissen, *wo* wir *augenblicklich* stehen, können wir gehen, wohin immer das Leben uns führt. Daß ich mich räumlich finden und orten kann, bettet mich so in mein Umfeld ein, als ob ich einen Kompaß hätte. Es macht Spaß, am Fenster zu sitzen, hinauszuschauen und sich auf einmal dabei zu ertappen, daß „man meilenweit weg war"! Dann haben wir die Möglichkeit heimzukehren. Wo ist es, das Heim? Das einzige Heim oder Zuhause, das wir ein Leben lang besitzen, vierundzwanzig Stunden am Tag, ist unser Körper. In Gedanken meilenweit weg zu sein, mag eine angenehme Zerstreuung darstellen, doch womöglich verpassen wir darüber einen herrlichen Sonnenuntergang oder das Leuchten in den Augen unserer Kinder.

Die Gegenwart ist die einzige Zeit, die uns gehört und über die wir Rechenschaft ablegen müssen. Wenn wir mit unseren Gedanken in die Zukunft oder Vergangenheit schweifen, können wir Pläne machen, uns an Dinge erinnern oder Vergleiche anstellen. Doch die einzige Zeit, *um zu handeln*, ist jetzt. Im gegenwärtigen Augenblick zu sein, ist der Quell unserer direkten Erfahrung. Und diese direkte Erfahrung bringt uns mit unserer Lebendigkeit und dem unmißverständlichen Gewahrsein in Berührung, daß wir in der Welt und von dieser Welt sind. Wenn wir im Hier und Jetzt sind, erwachen wir plötzlich und erkennen den vor Leben sprühenden und pulsierenden Körper, in dem wir wohnen und uns bewegen.

Traditionelle Kulturen ziehen Legenden, Mythen und Geschichten heran, um sich selbst zu definieren und einzuordnen. Eine archetypische Form der Erzählung ist die Reise des Helden beziehungsweise der Heldin. Zu Beginn

Reise des Helden beziehungsweise der Heldin. Zu Beginn der Geschichte befindet sich die Heldin in ihrem eigenen Königreich, das irgendwie bedroht ist. Sie muß auf Reisen gehen, um diese Gefahr abzuwenden. Im Verlauf der Reise vollzieht sich ein Wandel in ihr, und sie kehrt heim mit neuen Fähigkeiten, die das Königreich retten. Werfen wir einen Blick auf die innere Landschaft der Reise, so drängen sich die Prallelen zur Suche nach unserem tiefsten Selbst, der Essenz, auf. Unser Held oder unsere Heldin brauchen in der Regel weder Karten noch Wegweiser. Wie sie, sehnen auch wir uns danach zu wissen, wo unser Platz in der Welt ist und wie wir eine angenehme Beziehung zu unseren Mitmenschen aufbauen können. Dabei tauchen Fragen auf wie: „Welche Quellen der Nahrung und Erquickung stehen uns auf unserer Reise zur Verfügung, so daß wir immer bei Kräften bleiben? Welcher Weg führt uns zu unserem Ziel und wo beginnt er? Auf welche Weise wollen wir dorthin gelangen?

Die folgenden Kapitel befassen sich mit den in uns allen angelegten Ressourcen für unsere Reise zur Selbstfindung. Wir werden erfahren, wie wir diese Ressourcen nach und nach preisgeben mußten, und auch, wie wir sie wieder zurückgewinnen können. Am Ende werden wir in der Lage sein, einen Plan für unsere große Reise zu machen und die Straße unserer Heimkehr ins Auge zu fassen. Mit diesem Plan und unserem Kompaß in der Hand können wir uns auf den Weg machen, um unser Geburtsrecht der direkten Erfahrung und sprudelnden Lebendigkeit wieder in Anspruch zu nehmen.

2| Heimlich abheuern
Die Rolle des Körpers in der Sucht

*Du mußt nicht gut sein.
Du mußt nicht hundert Meilen weit
auf den Knien durch die Wüste
rutschen, um Reue zu empfinden.
Du mußt nur jenes sanfte Tier – deinen
Körper – lieben lassen, was es liebt...*
Mary Oliver: Wild Geese

Sucht ist nicht so sehr der Gebrauch bestimmter Substanzen oder ein gewisses zwanghaftes Verhalten als vielmehr ein Sichabwenden von unserer direkten Körpererfahrung in der realen Welt. Die Abkehr vom Körper ist der Beginn jeglichen Suchtverhaltens. Wir sagen uns dabei: „Diese Erfahrung ist zu viel für mich, also verlasse ich jetzt meinen Körper." Wenn wir uns von unserem Körper abwenden, entfernen wir uns damit gleichzeitig von allen Empfindungen, Gefühlen und Gemütslagen, die uns bedrohlich erscheinen mögen. Wir sind nicht mehr mit uns selbst in Berührung, weil wir vermeiden wollen, das Geschehen um uns herum direkt zu erfahren. Sucht ist demnach eine außerkörperliche Erfahrung – das Durchtrennen der Verbindung zwischen uns selbst und der Welt.

Wir alle dissoziieren uns gelegentlich, sei es für einen kleinen Moment, wenn wir aus dem Autofenster schauen, oder einen ganzen Tag lang, wenn wir einem Alkoholexzeß erlegen sind. Entwicklungsgeschichtlich gesehen setzte der Vorgang des „Sich-Ausklinkens" wahrscheinlich in dem Moment ein, als der Mensch genug freie Neuronen besaß, um dies zu bewerkstelligen. Wir können die sanfte Dissoziation als eine Möglichkeit zum Ausruhen ansehen, so wie es manchmal vorkommt, daß wir vor dem Fernseher in eine leichte Trance fallen. Ich merke, daß ich mich meist dann dissoziiere, wenn ich besonders intensiv an etwas arbeite. Auffällig dabei ist, daß sich mein Geist beruhigt, nicht aber mein Körper. Je öfter ich es mache, desto häufiger möchte ich in diesen Zustand eintauchen. Er wird zur Sucht, und je öfter ich es tue, desto weniger befriedigend und erholsam ist es.

Freud war der Vater der sogenannten freien Assoziation, einer Technik, bei der der Geist entspannt und nicht auf etwas Bestimmtes gerichtet ist. In diesem Zustand können Gedanken spontan durch den Kopf schießen, ohne den üblichen Filter der sozialen Angemessenheit, Vernünftigkeit oder Durchführbarkeit passieren zu müssen. Diese Technik haben Künstler und Schriftsteller angewandt, wie beispielsweise Virginia Woolf, deren Versuche mit dem „Im-Strom-des-Bewußtseins-Schreiben" die Richtigkeit der Freud'schen These bestätigt haben. Sowohl Freud als auch die modernen Künstler haben erkannt, daß man sich mit Hilfe der freien Assoziation Zugang zu äußerst authentischen, kreativen und grundlegenden Aspekten des Selbst und des menschlichen Seins verschaffen kann. Freie Assoziation ist die formale Anwendung eines Zustandes, den ich als *aktive Ruhe* bezeichnen möchte. Dieser Zustand erfüllt unseren Körper, wenn wir eine leichte, relativ absichtslose Tätigkeit verrichten. Ich gehe gern spazieren, mein Vater bastelt gern an alten Autos herum, eine meiner Freundinnen näht gern – jede dieser Tätigkeiten, ebenso wie manche Formen des Spiels, führen uns in den Zustand der aktiven Ruhe, in dem wir eine Art physischer freier Assoziation erleben. Das Spiel ist eine der wenigen Aktivitäten, die wir allein aus der Freude am Tun betreiben. Die Meditation ist ebenfalls eine Art aktiver Ruhe, bei der wir wach bleiben und gleichzeitig Körper und Geist zur Ruhe bringen.

Für aktive Ruhe ist in einer Gesellschaft wenig Platz, in der Arbeit und Produktivität mehr wert sind als das Glück, die Zufriedenheit und Selbstverwirklichung des einzelnen. Wenn wir uns selbst über unseren Job und die Karriere definieren, entwickeln wir ein „Arbeit-Arbeit-Arbeit-Kollaps"-Muster. Klingt das nicht vertraut? Wie oft schon habe ich zwölf Stunden am Tag gearbeitet, bin nach Hause gekommen und war zu nichts anderem mehr fähig, als mich vor den Fernseher zu setzen und Popcorn zu essen? So wird die Dissoziation zu einer verführerischen Alternative zur aktiven Ruhe.

Bei der aktiven Ruhe sind Körper und Geist gleichermaßen angesprochen. In dieser Phase entspannen sich unsere Gedanken, während unser Körper wach bleiben darf. Unsere Sinne sind empfangsbereit und können sogar noch geschärft werden. Wir lassen zu, daß uns Dinge auffallen, die uns vielleicht während der Arbeit entgangen sind – der Duft eines Apfels, das Spiel unserer Rückenmuskulatur, die überwältigende Schönheit eines Sonnenuntergangs – und nehmen damit wieder Verbindung zu uns selbst und der Welt ringsum auf. Diese Rückbindung kann etwas ausgesprochen Erfrischendes und Erholsames sein, insbesondere nach einer Zeit zielgerichteter Aufmerksamkeit und intensiver Konzentration. Auf diese Art und Weise können wir unseren Rhythmus in einen Arbeit-Ruhe-Arbeit-Ruhe-Modus umwandeln, der uns am Ende des Tages mit einem Gefühl der Zufriedenheit und Lebendigkeit entläßt.

Kürzlich habe ich gelesen, daß wir moderne Menschen pro Woche etwa acht bis zehn Stunden länger und härter arbeiten als unsere Vorfahren, die Neandertaler, und die meisten eingeborenen Völker der Jäger-Sammler-Kulturen. In jenen Gesellschaftsstrukturen war und ist Arbeit stets mit Besuchen, Lernen und Spielen verknüpft. Es gibt so gut wie keine Trennung zwischen Arbeitszeit und -ort beziehungsweise Ruhezeit und -ort. Auch wenn die meisten von uns nicht so leben, können wir wieder zum Arbeit-aktive Ruhe-Arbeit-aktive Ruhe-Rhythmus zurückfinden. Wir können unseren Schlaf als Phase tiefer Ruhe nutzen und die verbleibenden Wachzeiten mit Aktivitäten zur Stärkung, Erquickung und Rückbindung ausfüllen. Wir können zu uns selbst zurückfinden und so die Dissoziation durch freie Assoziation ersetzen.

WENN ETWAS ZUR GEWOHNHEIT WIRD

Wenn wir auf Phasen aktiver Ruhe verzichten und uns über einen längeren Zeitraum hinweg voll und ganz auf eine Tätigkeit konzentrieren oder uns angesichts mancher sich ständig wiederholender Ereignisse ständig kraft- und saftlos fühlen, so zwingen wir uns faktisch zur Dissoziation. Wir gelangen in einen Zustand der Deprivation und lösen dabei einen Respons aus, der nicht dazu angetan ist, unsere Bedürfnisse zu erfüllen, sondern lediglich die Wahrnehmung, etwas zu brauchen, dämpft. Und um uns zu dissoziieren, müssen wir uns aus unserem Körper zurückziehen. In der Abkehr vom Körper liegt die Wurzel jeglichen Suchtverhaltens. In diesem Sinne kann die Konditionierung zur Sucht schon mit dem Erlernen der ersten körperlichen Bewegungen beginnen. Unsere ersten und grundlegendsten Bedürfnisse sind physischer Art, und im Säuglingsalter artikuliert sich unsere Fähigkeit zum Respons und zur Mitteilung von Bedürfnissen über den Körper und seine Bewegungen. Als Babies weinen, zappeln, lutschen und strampeln wir, ballen unsere Hände zu Fäusten und machen allerhand andere Bewegungen, um unseren Bedürfnissen Ausdruck zu verleihen. Diese Körpersprache deuten unsere Eltern, um unseren Wünschen nachkommen zu können. Werden wir allerdings in die Obhut von Eltern oder anderen Bezugspersonen gegeben, denen die Erfüllung ihrer eigenen Wünsche und Bedürfnisse zu ihrer Zeit versagt blieb, so werden unsere Bewegungsbotschaften entweder nicht erkannt oder rufen chaotische und unangemessene

Reaktionen hervor. In einem solchen Fall lernen wir, daß das, was wir brauchen, nicht verfügbar ist und wir es auch nicht bekommen können; und so empfinden wir womöglich eine permanente Sehnsucht und den unauflöslichen Schmerz der Bedürfnisversagung. Dieses Gefühl kann uns völlig überwältigen und sogar physisch manifest werden. Es kann uns darüber hinaus vermitteln, daß unser Körper schlecht oder unwichtig ist, daß er jener Teil von uns ist, der unsere Eltern stört oder nervös macht und uns keine Pluspunkte einbringt. Diese Art der Erfahrung kann man nicht lange aushalten. Am liebsten möchten wir „den Überbringer der Botschaft", unseren Körper also, töten. Und gerade hier, im zarten Körper des Babys, werden die ersten süchtigen Verhaltensweisen angelegt.

Ich hatte eine Klientin, die als kleines Kind jedesmal in einen Schrank gesperrt wurde, wenn sie weinte oder aufgebracht war. Diese Handlungsweise löste nicht nur ein Trauma in ihr aus, sondern versagte ihr auch die Erfüllung ihres Bedürfnisses nach Sicherheit, Liebe und Geborgenheit. Sie kauerte im Schrank, umklammerte ihre Knie, schaukelte vor und zurück und sang leise vor sich hin, um ja keine furchterregenden Geräusche hören zu müssen. Sie berichtete auch, damals im Schrank „den Himmel besucht" (sich von ihrem Körper abgewandt) zu haben, bis ihre Mutter zurückkam und sie wieder herausließ. Sie konnte sich ausgesprochen gut dissoziieren, so daß sie das Gefühl hatte, im wahrsten Sinne des Wortes über ihrem Körper zu schweben und auf ihn herabzublicken. Als Erwachsene nahm sie diese fötale Haltung immer dann an, wenn sie unter Streß stand. Und in solchen Augenblicken konnte sie ihren eigenen Worten zufolge überhaupt nichts mehr empfinden. Es handelte sich dabei um die Reinszenierung einer früheren Überlebensstraegie. Ihre Fähigkeit, sich von ihrem Körper abzukehren, wenn der Streß zu groß und unüberwindlich wurde, war damals wohl ihre Rettung gewesen.

Eine Klientin mit Bulimie-Problemen gab an, während des sexuellen Mißbrauchs, den sie durch ihren Vater erlitten hatte, „die Engel besucht zu haben". Im Erwachsenenalter wurde das Besuchen der Engel zu einem automatischen und allzu häufigen Vorkommnis, das ihr beim Eingehen von Beziehungen ständig im Wege stand. Erfahrungen, in denen wir uns als hilflos erleben und die wir nicht verhindern können, führen dazu, daß wir uns in irgendeiner Weise von unserem Körper abwenden, so wie es die Klientin im vorbeschriebenen Fall tat. Wenn wir darüber sprechen, sagen wir vielleicht, daß wir uns abgeschnitten, wie betäubt oder leer fühlen. Bewußt nehmen wir nur das Denken wahr, und das Denken muß nicht unbedingt in der Welt der Wirklichkeit stattfinden, also dort, wo wir es womöglich schwer haben. Das kann sich als großer Vorteil erweisen. Um von echtem Schmerz loszukommen, müssen wir unsere Achtsamkeit aus diesem unserem Körper zurückziehen, denn er lebt ja in der realen Welt und registriert alles, was dort geschieht. Unser Körper ist klug und weise. Wie die Kinder im Märchen hinterläßt er eine Fährte aus Brotkrumen, die uns den Weg durch den dunklen Wald nach Hause finden läßt. Unser Körper bedient sich bestimmter Bewegungsgewohnheiten, um die Stellen zu markieren, an denen wir uns ausklinken. Diese Bewegungsgewohnheiten ermöglichen es uns, unseren Heimweg zu finden.

Ein Klient, der das Rauchen aufgeben wollte, hat diesen Prozeß einmal sehr treffend veranschaulicht. Zu Anfang demonstrierte er, welchen Spaß ihm allein die Gestik des Rauchens mache, und führte lachend mit entsprechenden Gebärden und dem dazu passenden Mienenspiel die Zigarette an seine Lippen, zog daran und machte aus dem Ganzen eine echte Show. Als ich ihn aufforderte, die Augen zu schließen und bei dem mit seiner Gestik einhergehenden Gefühl zu bleiben, wurde er auf einmal traurig und fing an, sich mit den Fingerspitzen ganz leicht über die Lippen zu reiben; danach weinte er und sagte leise: „Niemand hat mich je geküßt oder umarmt."

Die Körperbewegungen, die wir uns in jungen Jahren aneignen, bilden den modus operandi der Dissoziierung. Zu den typischen Bewegungsgewohnheiten zählen: Nägelkauen, Daumenlutschen, ständiges Reiben, Zupfen oder Klopfen auf bestimmte Körperpartien sowie autistische Verhaltensformen. Es ist wichtig zu wissen, daß bei Kindern im Laufe des Entwicklungsprozesses ein gewisses Maß an derartigen Bewegungen normal ist. Erst wenn diese Bewegungsformen zu wiederkehrenden Ersatzhandlungen für die Auseinandersetzung mit der Welt werden, fallen sie in den Bereich der Sucht. Diese zwanghaften körperlichen Bewegungen arten zu neurologisch-psychischen Gewöhnungsmustern aus, die automatisch und unbewußt auftreten. Als Heranwachsende können wir uns beliebig oft aus dem Alltagsgeschehen ausklinken, indem wir unserem Körper gewissermaßen als Suchtmittel benutzen, um Schmerzen zu entgehen und die bewußte Wahrnehmung auszublenden, sobald wir uns irgendwie gestreßt fühlen. Im Erwachsenenalter bildet sich aus unserer Brotkrumenfährte die Art und Weise heraus, wie wir den Kopf halten, schmollend den Mund verziehen oder Zeigefinger und Daumen gegeneinanderreiben – alles nichts Aufregendes, ganz leicht und automatisch.

Unsere Bedürfnisse beginnen mit der Empfängnis und sind biologisch begründet. Das Grundbedürfnis nach Nahrung, Schutz, Wärme und Akzeptanz fängt schon im Mutterleib an. Das Verhalten der Mutter und ihre eigenen Suchtmuster können mit diesen Bedürfnissen kollidieren, so daß die Erfahrung mangelnder Geborgenheit bereits vor der Geburt einsetzt. Bei frühzeitiger Deprivation kann eine solch unheilvolle Prägung die Psyche und den Körper des Kindes permanent schädigen. Wer auf diese Weise in Mitleidenschaft gezogen worden ist, entwickelt als Erwachsener oft derart selbstzerstörerische und/oder suizidale Tendenzen, daß er nicht richtig funktionieren kann.

Mit diesem Aspekt wurde ich durch meine Arbeit mit einer selbstmordgefährdeten Klientin konfrontiert, die unter mangelnder Bindungsfähigkeit litt. Sie erklärte mir wiederholt, wie vergiftet und schlecht sich ihr Körper anfühle. Immer wieder tauchte in ihrer Phantasie das Bild auf, wie sie sich selbst in den Bauch stach. Ihr Entsetzen darüber konnte sie nur dadurch ausgleichen, daß sie sich mit den Fäusten in der Nabelregion auf den Bauch schlug. Als wir der Sache auf den Grund gingen, berichtete sie, daß ihre Mutter Alkoholikerin gewesen sei, und zwar schon vor ihrer Geburt. Neun Monate lang wurde der sich entwickelnde Körper über die Nabelschnur mit Alkohol vollgepumpt, und es gab keine Möglichkeit, sich dessen Wirkung zu entziehen. Wir wissen längst, daß Alkohol für einen Fötus toxisch ist, doch meine Klientin hatte ihre pränatale Geschichte überhaupt nicht mit ihren gegenwärtigen Problemen im Zusammenhang gebracht. Erst als sie sich mit ihrem fötalen Alkoholsyndrom auseinandersetzte, war sie in der Lage, ihre selbstzerstörerischen Züchtigungsbewegungen in ein kathartisches Erbrechen und Schreien umzuwandeln. Aus dieser Situation heraus baute sie sich nach und nach ein neues Selbstbild auf, in dem sie sich als Siegerin sah und nicht als jemand, der ein mysteriöses Leid wie das ihre verdiene.

Die meisten von uns blicken sicher nicht auf eine derart dramatische Leidensgeschichte, sondern auf eine verhältnismäßig problemlose Kindheit zurück. Unsere Dissoziierungsgewohnheiten sind somit in der Regel weniger auffällig und normalerweise gesellschaftlich akzeptabel. Wenn wir uns vor dem Fernseher, beim Essen oder nach zwei Gläsern Wein ausklinken, streifen wir einfach nur ein wenig von unserer Lebendigkeit und der Fülle unseres Lebens ab. Wir begleichen unsere Rechnungen, gehen skifahren und treffen uns mit Freunden. Und nur in ganz seltenen

Momenten der Stille fragen wir uns, was das ganze Getue denn eigentlich soll.

DIE SUCHTSPIRALE

Die Entstehung und der Verlauf einer Sucht, ob nun stoffgebunden oder in Form von wiederkehrenden Gedankenkonstrukten, läßt sich am besten mit dem Begriff der „Suchtspirale" beschreiben: Am Anfang der Spirale stehen *unerträgliche Erfahrungen,* die so leid- oder freudvoll oder auf andere Weise überwältigend sind, daß wir sie als eine Bedrohung unseres physischen, emotionalen oder spirituellen Überlebens empfinden. Beispiele für diese Art von Traumata sind körperlicher, sexueller oder psychischer Mißbrauch, Vernachlässigung, Versagung von Glücks- oder Begeisterungsreaktionen oder ein Gefühl des Ungeliebt- und Unerwünschtseins. Man kann auch die Erfahrung gemacht haben, daß Freude nicht geduldet wird. Meine früheste Kindheitserinnerung geht bis ins Alter von drei Jahren zurück. Damals fuhr ich auf meinem Dreirad vor unserem Haus den Berg hinunter und kam so sehr in Fahrt, daß ich meine Füßchen nicht mehr auf den Pedalen halten konnte. Also streckte ich die Beine nach außen und kreischte vor Freude über das Tempo, die Aufregung und den Spaß dabei. Unten am Hang prallte ich gegen einen Stein, der mitten auf dem Weg lag; durch das jähe Abbremsen stürzte ich, landete mit dem Gesicht auf dem Boden und trug ein gebrochenes Nasenbein davon. Ich glaube, in jenem Augenblick habe ich mir gesagt, daß große Freude zu empfinden gefährlich sei, und zwar insbesondere die physische Freude. Als Heranwachsende hielt ich mich in körperlichen Dingen stets zurück. Meinen Freunden fiel damals bereits auf, daß ich mir bei jeder Gelegenheit auf charakteristische Weise mit den Fingern seitlich über die Nase rieb.

Eine unerträgliche Erfahrung kann sich auch daraus ergeben, daß wir uns permanent zu sehr in die Arbeit stürzen und so wenig echte Ruhepausen einlegen, daß uns diese allein aus ihrer Gegensätzlichkeit heraus als regelrecht bedrohlich erscheinen, obgleich sie uns in Wirklichkeit ausgesprochen guttun würden. Jede unerträgliche Erfahrung ruft eine Kampf- oder Fluchtreaktion hervor, der Körper ist angespannt, erregt und sprungbereit, um die Situation auf irgendeine Weise in den Griff zu bekommen. Da dieser Zustand nicht über einen längeren Zeitraum hinweg hingenommen und aufrechterhalten werden kann, bauen wir als nächste Stufe in der Spirale die *Kontrolle* ein. Um Kontrolle auszuüben, entziehen wir unserem Körper die Achtsamkeit. Wir meiden alle Gedanken darüber, wie wir uns fühlen, und gehen allen Emotionen und körperlichen Empfindungen aus dem Weg, die den unerträglichen Zustand verlängern könnten. Das geschieht im kognitiven Bereich durch Leugnen und im physischen durch Betäubung oder Unterdrückung unserer Sinneswahrnehmungen. Wie bereits erwähnt, sind die physischen Sinneseindrücke – Fühlen, Schmecken, Hören, Sehen, Riechen – der Rohstoff, aus dem die Emotionen kommen und ohne den keine Emotionen entstehen können. Indem wir uns gegenüber unseren Grundeindrücken desensibilisieren, können wir etwaige Gefühle abblocken. Die Ausgangsdaten der Eindrücke bleiben jedoch erhalten; sie sind tief in unserem Inneren gespeichert. Freud nannte diesen Prozeß Sublimation: Ein Gefühl wird bis unter die Ebene der bewußten Wahrnehmung hinuntergedrückt, um im Unbewußten eingelagert zu werden. Das Unbewußte möchte aber nicht auf diese Weise zum Mülleimer degradiert werden – schließlich hat es wichtigere Aufgaben zu verrichten; also meldet es sich in Träumen, Verhaltensauffälligkeiten, in der Phantasie und auf andere Weise zu Wort, um uns auf die im Untergrund schlummernden Emotionen aufmerksam zu machen. Auch die unbewußte Projektion der Gefühle auf andere ist eine beliebte Methode, mit unerwünschten Gefühlen umzugehen. „Alle anderen sind böse, nur ich nicht"; oder „Ich bin nicht traurig; es war der traurige Film, der mich zum Weinen gebracht hat."

Ein anderer beliebter Kontrollmechanismus im Umgang mit Sublimation ist das Leugnen. Wir brauchen eine verstandesmäßige Rechtfertigung für die Desensibilisierung unseres Körpers; der Geist muß sich also mit dem, was wir tun, einverstanden erklären. Das Leugnen ist das mentale Äquivalent der Desensibilisierung. Indem wir behaupten, daß etwas gar nicht da sei, machen wir uns glauben, es sei tatsächlich nicht da. Das Leugnen ist so allgegenwärtig bei Süchtigen, daß es in der Suchtdiagnose als einer der Hauptindikatoren angesehen wird.

In wiederkehrenden Bewegungsmustern und Gesten drücken sich unsere ersten Versuche des Leugnens und der Desensibilisierung aus. Sie lenken uns einfach von den unerwünschten Empfindungen ab, indem sie selbstberuhigende Alternativen erzeugen. Mit dem Phänomen der Kontrolle hat sich die traditionelle Suchttheorie hinreichend beschäftigt, doch der damit einhergehenden physischen Kontrollkomponente wurde keine Beachtung geschenkt. Unser Körper muß sich anspannen, muß abschalten und Ablenkungsmanöver erfinden, um Kontrolle über unsere Gedanken und unser Verhalten ausüben zu können.

Kontrolle ist sehr aufwendig; es erfordert eine Menge Energie, sie aufrechtzuerhalten. Die Überwachung und Unterscheidung der erträglichen von den unerträglichen Erfahrungen und Gefühlen verschlingt einen Großteil unserer persönlichen Ressourcen. Das geht auf Kosten unserer Lebendigkeit. Wann immer wir unsere Erfahrung kontrollieren, opfern wir ein bestimmtes Maß an Vitalität. Meine Klienten kommen in der überwiegenden Mehrzahl zur Therapie, weil sie von dem Wunsch beseelt sind, ganz bestimmte Gefühle loszuwerden und andere, nämlich bessere, dagegen einzutauschen. Natürlich leuchtet es ein, daß jeder sich wohlfühlen möchte, doch dies durch Kontrolle erreichen zu wollen, muß letztendlich immer mißlingen. Viele Klienten gelangen erst nach einer ganzen Weile zu der Erkenntnis, daß der eigentliche Grund ihres Leids in der mit der Aufrechterhaltung der Kontrolle einhergehenden Anspannung und Ermüdung zu suchen ist und nicht in den Gefühlen selbst, die sie erlangen beziehungsweise ablegen wollten.

Wenn wir nicht optimal fühlen, empfinden oder wahrnehmen, beeinträchtigt das nicht nur unser Verhältnis zu unserem inneren Selbst, sondern auch das zu anderen Menschen. Unsere Wahrnehmung ist durch einen Filter von *sollte, könnte* und *besser nicht* verzerrt. Und obgleich wir leugnen und uns desensibilisieren, sind unsere nichtverarbeiteten Gefühle weiterhin vorhanden und tief in unserem Inneren begraben. Mit der Zeit hassen wir diese Gefühle und halten uns selbst und andere für falsch, nicht liebenswert oder gar widerlich, weil wir sie überhaupt haben.

Die daraus erwachsenden Gefühle von Scham läuten die nächste Phase der Suchtspirale ein: *die Zurückweisung*. Zwei Arten von Gefühlen oder Erfahrungen muß man zurückweisen, um eine Sucht entstehen zu lassen. Zum einen handelt es sich um all jene Gefühle und Gedanken, die im Kreise unserer Herkunftsfamilie nicht toleriert wurden. Wenn wir als Kind mit unserem Zorn das Familiensystem in seiner Funktion bedrohen, ist unsere Zugehörigkeit zur Familie solange in Gefahr, bis wir uns von ihm lösen. Entweder geht das Gefühl oder wir müssen gehen. Für ein Kind bleibt da wenig Spielraum: Das Gefühl geht! Und mit ihm geht ein Teil von uns selbst. Um uns von dem Gefühl zu lösen, müssen wir es zurückweisen und es als „falsch" abstempeln. Schließlich scheint unsere Familie es ja auch für schlecht zu halten, denn sobald wir damit ertappt werden, werden wir als unartig und böse hingestellt. Stellen wir aber fest, daß das Gefühl nicht ganz verschwindet, müssen wir stets auf der Hut sein und es fortwährend im Zaume halten. Eine beliebte Methode dafür ist, sich die Strategie der Familie zu eigen zu machen und das Gefühl zu hassen oder zurückzuweisen. Wir müssen also das zornige Gefühl hassen, damit nicht das noch viel gefürchtetere Damoklesschwert niederfällt, das die Familie mit ihrer Nichtduldung derartiger Gefühle über uns schweben läßt. Am Ende hassen wir uns selbst, nur um zu überleben.

Zum anderen müssen wir jegliche Erfahrung zurückweisen, die unseren Selbsthaß bedroht. Da der Selbsthaß für unser Überleben von entscheidender Bedeutung ist, müssen wir alles daransetzen, ihn aufrechtzuerhalten. Ein Weg in diese Richtung wäre, alles zu ignorieren oder zu leugnen, was unsere Lebendigkeit bestätigt. Ich habe bei meinen Klienten immer wieder beobachten müssen, daß sie sich die erstaunlichsten Dinge einfallen ließen, um ohne Komplimente, Humor, Sex, Freude und Begeisterung auskommen zu können. Und ich selbst muß gestehen, daß ich ihnen in nichts nachstand. Ich bekam verschiedentlich solche Angst vor anhaltend gutgehenden Beziehungen, daß ich unbewußt alles daransetzte, um sie zu beenden.

Selbstbejahung und Humor sind derart wichtige Zeichen von Lebendigkeit, daß ich sie in der Suchtdiagnose nutze. Das Unvermögen, Humor zuzulassen, und die mangelnde Bereitschaft, sich in seiner innewohnenden Gutheit bestätigen zu lassen, sind typische Anzeichen von Suchtverhalten.

Eine weitere ausgezeichnete Methode, um die Aufrechterhaltung des Selbsthasses sicherzustellen, besteht darin, etwas absichtlich oder scheinbar unabsichtlich „danebengehen" zu lassen. Wenn wir beispielsweise unsere Versprechen brechen, bringen wir andere Menschen dazu, uns zurückzuweisen. Auf diese Weise bekommen wir die Rückbestätigung unseres Gefühls, es nicht recht zu machen. Mit dieser Zurückweisung büßen wir gleichzeitig unsere Integrität und

Freude am Tragen von Verantwortung ein, weil Schamgefühl und Selbsthaß wichtiger werden, als Vereinbarungen einzuhalten. Wenn wir nämlich unsere Versprechen halten, rufen wir Gefühle auf den Plan, die wir nicht haben wollen, wie Befriedigung und Bestätigung. Also wird es leichter, zu einer Verabredung einfach nicht zu erscheinen, nicht die Wahrheit zu sagen und die Rechte oder das Eigentum anderer nicht zu respektieren. Unglücklicherweise wird mit dieser Strategie der Zurückweisung gleichzeitig unser Selbsthaß weiter geschürt.

Insgesamt führt Zurückweisung zu einer Einengung der Erfahrung, so daß die Welt schließlich nur noch schwarz oder weiß aussieht – nicht etwa, weil sie ihre breite Fächerung an Farben verlieren würde, sondern weil wir nur noch dualistisch denken können und alles in so einfache Kategorien wie schwarz oder weiß einordnen. Wir fangen an, die Herrlichkeit des Augenblicks zu übersehen. Ein gutes Beispiel hierfür ist folgender Ausspruch des ehemaligen US-Innenministers James Watt: „Wenn Sie einen Baum gesehen haben, haben sie sie alle gesehen." Wir schauen auf unseren Körper und unsere Welt, als handle es sich dabei um Objekte, die es zu erkunden gilt. (Beim Anblick eines Waldes sagte Watt: „Warum schlagen wir den nicht ab? Hier steht eine Menge ungenutzes Holz herum!") In einer schwarz-weißen Welt gibt es nur selten direkte Erfahrungen, und unsere Fähigkeit, uns mit der Essenz zu verbinden, ist äußerst begrenzt.

Die letzte Phase der Suchtspirale hat mit dem Dominoeffekt zu tun, der durch Marginalerfahrungen entsteht: Weil wir so viel Energie aufwenden, um die „falschen" Erfahrungen zu kontrollieren und zurückzuweisen, verfügen wir über geringere Ressourcen, um Erfahrung *überhaupt* zuzulassen. Wir verschwenden viel Zeit und Energie damit, einen Verteidigungswall gegen einen nicht akzeptablen Körper aufrechtzuerhalten, der beschämende Gedanken und verbotene Gefühle und Empfindungen beherbergt.

Wir müssen uns Erleichterung von dem mit Kontrolle und Schamgefühl einhergehenden ständigen Aufwand verschaffen. Wir verpflichten uns zur permanenten Abstinenz von jeglicher direkten Erfahrung dieser Welt ... und betrinken uns, sind high oder flippen aus. Wir bevorzugen den Zustand des Vergessens, weil sich darin unser Schmerz in Grenzen hält und wir nicht mehr abwägen und nachdenken müssen, welche Erfahrungen nun gut und welche nicht gut für uns sind. Substanzmißbrauch übt deshalb solche Macht über uns aus, weil er uns vorübergehend die Kontrolle über unsere Erfahrungen abnimmt und diese für uns steuert. Für eine Weile sind wir damit aus dem Schneider. Bewegungszwänge tun dies in viel geringerem Maß als Substanzen, die sich unseres Bewußtseins bemächtigen und es zwangsläufig ändern. Substanzen verschaffen uns in der ständigen Kontrollausübung eine kleine Ruhepause und vermitteln uns die Illusion, in guten Händen zu sein. Mit der Sucht wird sozusagen ein Breitbild-Fernseher in unsere Kerkerzelle gebracht, der uns mit unterhaltsamen Filmen die Zeit vertreibt, während wir unsere Verurteilung zum Selbsthaß absitzen. Im Rahmen der Suchtspirale sprechen wir hier von *Desynchronisation*.

Desynchronisation bedeutet, aus dem Schrittmaß beziehungsweise aus dem Zeitmaß zu sein. In der Sucht optieren wir dafür, nicht im Gleichschritt mit unserer inneren Erfahrung zu sein, was uns in ein dysfunktionales Verhältnis zur Außenwelt geraten läßt. Wenn wir uns von Teilen unseres inneren Wissens abschneiden, können wir nicht mehr genau verstehen, was draußen in der Welt passiert. Wir müssen uns von allem Aufbauenden, das uns die Welt geben kann, abkapseln, um unseren Selbsthaß aufrechterhalten zu können. In unserer Vorstellung ähnelt die ganze Welt unserer Familie, die bestimmte Dinge bei uns nicht gutheißt und nicht erlaubt. Diese Sichtweise ist zur Konservierung unseres Selbsthasses unbedingt notwendig. Da wir davon ausgehen, daß die Welt ähnlich wie

unsere Herkunftsfamilie ist, bilden wir uns Glaubenssätze zur Untermauerung dieser These: „Die Welt da draußen ist grausam." – „Tu es, bevor andere es dir antun." – „Ein Leben lang leiden und dann sterben."
Unser Körper nimmt bestimmte Haltungen ein, um die Desynchronisation zu bestätigen und zu bewahren. Wir lassen unseren Brustkorb einsinken, heben unser Kinn oder ziehen unsere Schultern hoch und nehmen damit vorweg, wie wir glauben behandelt zu werden. Wir stehen in den Startlöchern, runzeln die Stirn oder lassen den Körper zusammensacken, um den Menschen ringsum zu zeigen, wie wir behandelt werden möchten. Wir inszenieren eine physische Persona, die mit der Welt in Verbindung steht, und verbergen unsere Essenz dahinter. Diese physischen Haltungen und Gebärden halten den ganzen Organismus aufrecht. Besonders in Streßsituationen oder wenn unsere Maske gefährdet ist, sind wir auf sie angewiesen.

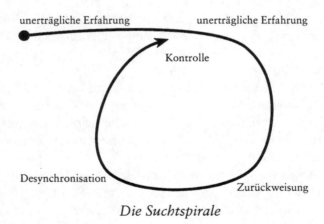

Die Suchtspirale

Die Abbildung veranschaulicht die Suchtspirale. Sie beginnt mit einer unerträglichen Erfahrung, ganz gleich, ob diese nun angenehmer oder schmerzlicher Natur ist. Dann üben wir Kontrolle aus, um überwältigende Gefühlsreaktionen zurückzuweisen. Wir bringen unseren Körper in eine für ihn annehmbare Form, selbst wenn das bisweilen so aussehen mag, als ob wir einen quadratischen Stift in ein rundes Loch einpassen wollten. Durch diese Zurückweisung verlieren wir den Kontakt zu unserem essentiellen Selbst und der großartigen, alltäglichen Realität, die uns umgibt. Wir geraten aus dem Takt mit beiden, denn unsere schlechtsitzenden Körperhüllen gestatten uns keine richtige Beziehung zu uns selbst und unserer Umwelt. Diese Desynchronizität bringt uns dazu, uns unangemessen zu verhalten und zu empfinden; das aber führt zu weiteren unerträglichen Erfahrungen, und der Kreislauf beginnt von vorn.

Es liegt ganz im Sinne der Suchtspirale, daß wir unseren Körper desensibilisieren, unsere natürlichen Wünsche sublimieren, unsere Gefühle leugnen und dann all dies auf andere projizieren. In einem solchen Prozeß ist auch das Lügen eingebunden. Schon die grundsätzliche Aussage: „Das Gefühl, das ich gerade habe, ist nicht meins", ist eine Lüge. Wir werden zum eigenen Judas, verraten unser eigenes Ich und geben uns der Zerstückelung preis. Das schmälert unsere Integrität, denn wir können nicht für etwas verantwortlich sein, das wir bereits verleugnet haben. Wir verlieren unsere Fähigkeit zum Respons. Wir können uns und anderen nicht mehr trauen, und durch eben diesen Prozeß werden die Balken und Sparren für das Haus unseres Selbsthasses errichtet. Im Zustand der Desynchronizität können wir keinerlei Hilfe und Unterstützung von außen erwarten, weil wir nicht synchron mit der Außenwelt sind. Wir fühlen uns auf physischer, emotionaler oder spiritueller Ebene krank, und unser Defizit an Nahrung und Lebenselixier kann Gefühle des Mangels und der Knappheit sowie beängstigende Gedanken und Regungen auslösen. Um die Furcht unter Kontrolle zu halten, geben wir uns der Sucht hin. Um von der Sucht loszukommen, müssen wir weitere angstvolle und unerträgliche Erfahrungen in Kauf nehmen.

Suchtverhalten kann immer dann entstehen, wenn wir wiederholt die unerträgliche Erfahrung machen, daß uns unsere Bedürfnisse nicht erfüllt werden oder daß wir bestraft werden, weil wir Freude an der Bedürfnisbefriedigung haben, oder aber wenn wir permanent und ohne Ruhepausen arbeiten. Unerfüllte Bedürfnisse werden im Körper als grenzenloses Gefühl des Mangels oder Verlangens empfunden, das uns den Eindruck vermittelt, als würden wir in einen Abgrund stürzen. Wir sprechen dann häufig von der Sehnsucht, die sich als eine schmerzliche Leere manifestiert, vergleichbar mit Hunger oder Trauer. Stellen Sie sich vor, sie befinden sich in einem dunklen Raum. Sie fürchten die Dunkelheit, also rufen Sie um Hilfe, doch niemand kommt. Es gibt nichts, was Sie tun können, um der Angst oder Dunkelheit zu entgehen. Ihr Bedürfnis nach Sicherheit ist nach wie vor da, doch es wird nicht gestillt. Und das *Gefühl* wird zu etwas Unerträglichem, nicht die Dunkelheit. Das läßt uns erahnen, was ein grenzenloses Gefühl in uns auslöst. Der Körper kann das Empfinden der Grenzenlosigkeit nicht lange ertragen. Wir brauchen ständige Stimuli und Grenzen, sonst werden wir verrückt, wie in Studien über sensorische Deprivation nachgewiesen wurde (Murphy 1992). Wenn Babies weinen, werden sie von ihren Eltern oder anderen Bezugspersonen hochgenommen und im Arm gehalten. Das ist ein Beispiel dafür, wie ein Bedürfnis befriedigt wird – schlicht und einfach indem der Körper von den Armen eines geliebten Menschen umfaßt wird und durch diese Geste seine Grenzen spürt. Gehalten zu werden, erzeugt grundsätzlich tiefes Wohlbehagen – unser Gefühl der Grenzenlosigkeit erhält einen spürbaren Rahmen, und wir werden in Sicherheit und Wärme gewiegt.

Wird das Bedürfnis nicht erfüllt, müssen wir die Mechanismen des Verlangens abstellen und darüber hinaus noch eine Ersatzbefriedigung für unsere Sehnsucht finden. Entweder müssen wir uns der Dunkelheit oder der

Furcht entledigen. Da wir die Dunkelheit nicht verscheuchen können, drehen wir der Furcht den Hahn zu. Unser Körper muß sich zunächst auf irgendeine Art Erleichterung verschaffen. Also tun wir alles, was sich in unserem Inneren an Möglichkeiten bietet, um dies zu bewerkstelligen: Wir halten den Atem an, unterdrücken alle Empfindungen, nehmen eine unbeugsame Haltung ein oder lenken uns mit wiederkehrenden Bewegungen ab. Ist das immer noch nicht genug, wenden wir uns nach außen und suchen nach effizienteren Formen der Erleichterung.

Studien auf dem Gebiet der biologischen Psychologie beschreiben einen Zustand, der als *erlernte Hilflosigkeit* (Kalat 1988) bezeichnet wird. In einer Untersuchung haben Forscher Ratten wiederholt Elektroschocks ausgesetzt, denen sie sich nicht entziehen konnten. Verabreichte man denselben Tieren anschließend Schocks, denen diese problemlos hätten aus dem Weg gehen können, machten sie keinerlei Anstalten dazu, selbst wenn man sie dazu antrieb. Sie hatten gelernt, hilflos zu sein. Wenn wir unablässigem und unkonrollierbarem Schmerz ausgesetzt sind, gewöhnen wir uns daran. Gehen wir der Bereicherung unseres Lebens durch Ruhe, Spiel oder Meditation ständig aus dem Weg, wird uns dies ebenfalls zur Gewohnheit. Unser Körper ergreift nicht von selbst die Initiative, um auf sich zu achten. Wir können in der Tat ein Suchtverhalten dahingehend entwickeln, uns nicht selbst zu regulieren und nicht zu wissen, was gut für uns ist. Dazu brauchen wir nur unsere innere Stimme per Knopfdruck abzustellen, die so wesentlich für unser Überleben und Glücklichsein ist.

Nach der Definition der Gehirnforscher R.A. Wise und M.A. Bozarth (Wise 1987) ist Sucht auch ein Zustand, bei dem der Betreffende immer wieder auf etwas zustrebt, das ihn bestärkt. In diesem Sinne können wir die Sucht als einen Versuch des Körpers betrachten, erlernter Hilflosigkeit entgegenzuwirken, indem er nach etwas anderem greift. „Wenn ich keine Liebe erfahren kann, greife ich nach Euphorie." „Wenn ich keine Sicherheit bekommen kann, greife ich nach dem Vergessen." Wir bewegen uns stets so, daß wir nach allem greifen, was wir bekommen können. In diesem Sinne ist Sucht gleichbedeutend mit einem Defizit an Grenzen. Unser Körper will einfach nur noch greifen, greifen, greifen.

DER „REIFEPROZEß" EINER SUCHT

Ist der Suchtprozeß erst einmal im Körper eingeätzt, kann er sich aus eigener Kraft fortsetzen, denn er wird von der kontinuierlichen Erfahrung der Deprivation oder Belohnung für übermäßige Konzentration gespeist. Unser Suchtverhalten reift und entwickelt sich in dem Maße, wie wir selbst reifen und uns entwickeln. Irgendwann in unserer Kindheit, in deren Verlauf uns die Entwicklung immer komplexer werden läßt, reichen die körperlichen Bewegungen vielleicht nicht mehr aus, um uns zu desensibilisieren und die zunehmend vielschichtigeren Formen von Freud und Leid auf Distanz zu halten. Da die Bandbreite unserer Erfahrungen den Rahmen des reinen physischen Überlebens sprengt, kann unser Fühlen und Denken von der Deprivation in Mitleidenschaft gezogen werden, und so müssen wir zum Ausgleich Stärke und Dosierung der Schmerzlinderung und Substitution für Freude steigern. Die komplexen Verhaltensstrukturen einer Co-Abhängigkeit sind damit ins Leben gerufen, gefolgt von rigiden, inneren Überzeugungen (wie beispielsweise „Es wird nie genug davon geben" oder „Ich bin nicht liebenswert") und Praktiken wie Substanzmißbrauch. Die ursprünglichen Bewegungsmuster aber bleiben bestehen, wenngleich sie im allgemeinen etwas verändert werden, um gesellschaftlich besser ins Bild zu passen; sie äußern sich in eingesunkenen Schultern, Achselzucken oder nervösen Gesten wie dem Schräghalten des Kopfes, dem Haarezwirbeln und dem Fingertrommeln.

Aus eigener Erfahrung und durch Berichte von Klienten bin ich zu der Erkenntnis gelangt, daß dieser entwicklungsbedingte Reifeprozeß des Suchtverhaltens sich jeweils eng an die einzelnen Abschnitte der Entfaltung im Leben eines Menschen anlehnt, ähnlich wie ein Haus dem Plan auf dem Reißbrett folgt. In jedem Stadium hat die Sucht ihre charakteristische Struktur. Sie bewegt sich in zwei Richtungen – weg vom Schmerz und hin zur Annehmlichkeit. Sie folgt den Windungen der vorbeschriebenen Spirale in ihren Sequenzen und Ergebnissen und speist sich aus den Prägungen unserer frühesten Deprivationserfahrung ebenso wie aus dem genetischen Erbe, die beide in unserem physischen Körper eingespeichert sind.

Wenn wir diese Muster in jedem der aufeinanderfolgenden Stadien einer Sucht aufdecken, uns mit ihnen befassen und auf unserem Wege geeignete Interventionsmechanismen bereithalten, können wir bis zur Wurzel der Sucht vordringen.

LIEBE IST BEGRENZUNG

Suchtverhalten hat auch mit dem Vorenthalten der bedingungslosen Liebe zu tun, die eines unserer größten menschlichen Bedürfnisse ist. Wenn wir der Liebe Bedingungen auferlegen, beschließen wir, nur dann zu lieben, wenn jemand so und so aussieht oder sich in einer bestimmten Weise verhält. Es erfordert ein ungeheueres Maß an Kontrolle und Kraft, nur Teile von uns und anderen zu lieben. Wir müssen das Verhalten des anderen ständig im Auge behalten, um zu entscheiden, ob er nun unsere Liebe verdient oder nicht. Wir bauen ganze Persönichkeiten auf, um die bedingte Liebe zu maximieren. Sam Keen formulierte es einmal so: „Unsere größte Sucht ist die nach unserer Persönlichkeit – unseren routinemäßigen Gewohnheiten, unserem Rollenverhalten und unseren rigiden Vorstellungen."

Liebe ist wie Luft, Wasser und Sonnenlicht. Ohne sie sterben wir. Wenn wir uns daran laben, empfinden wir große Freude. Wir wachsen. Ist die Liebe jedoch mit Auflagen an unser Handeln verbunden, so werden wir ein entsprechendes Verhalten entwickeln und an den Tag legen, um uns ihrer „würdig" zu erweisen. Durch dieses Theater können wir uns scheinbar die Liebe verschaffen, die wir brauchen. Dies ist die zweite Wurzel der Sucht, das Bedürfnis nach dem angenehmen Gefühl der Liebe.

Vor einigen Monaten kam eine Klientin, die sich seit drei Monaten im Alkoholentzug befand, zu mir in die Praxis und berichtete, daß sie ein paar Tage zuvor rückfällig geworden sei und mehrere Drinks zu sich genommen habe. Wie so oft in solchen Fällen, schilderte sie mir, daß die Woche überaus gut verlaufen sei, ja sogar so gut, daß sie und ihr Freund sich sehr nahe gekommen seien. Und genau nachdem sie diese Nähe gespürt hatte, griff sie wieder zur Flasche, als er eines Tages bei der Arbeit und nicht zu Hause war. Während sie mit mir sprach, war sie körperlich zusammengesackt, wirkte nervös und rutschte ständig auf dem Stuhl hin und her. Auf die Frage, wie sie sich denn im Augenblick körperlich fühle, erwiderte sie lachend, daß sie seit dem Aufwachen an jenem Morgen nicht mehr in ihrem Körper gewesen sei. Ich bat sie also, ihre Aufmerksamkeit nach innen zu lenken und in ihren Körper zurückzukehren; sogleich spürte sie Angst und Widerstand in sich. Es kostete einiges an Ermutigung und Geduld, bis sie schließlich von einem angespannten und beklemmenden Gefühl in ihrem Hals zu berichten begann. Ich bat sie, dieses Gefühl zuzulassen und nicht zu versuchen, sich davon zu befreien. Als sie dabei blieb, entwickelte es sich zu einer Art Erstickungsanfall. Plötzlich erinnerte sie sich erstmals an eine Begebenheit in ihrer Kindheit, als ihr gewalttätiger und unter Alkohol stehender Vater seine Hände um ihren Nacken legte, sie hin- und herschüttelte und anschrie, doch endlich still zu sein, nachdem sie in überschwenglicher

Freude im ganzen Haus herumgerannt war. Sie weinte bitterlich und erkannte plötzlich, daß sie aus diesem und anderen Vorkommnissen gelernt hatte, nur ja nicht allzu fröhlich und glücklich zu sein und daß es gefährlich sei, sich von ganzem Herzen zu freuen. Das Trinken war eine Möglichkeit, um ihren Schrei nach Glück und wahrer Freude zu unterdrücken.

Sucht verläuft in zwei Richtungen: Es ist ein Versuch, den Schmerz über unerfüllte Bedürfnisse ebenso wie die Freude über erfüllte Bedürfnisse, insbesondere des Bedürfnisses nach Liebe, zu betäuben. Liebe ist sowohl ein Bedürfnis als auch eine Freude; in ihrer Gegenwart fühlen wir uns vom Leben umarmt. Wann immer wir sie bekommen und geben dürfen, erneuern wir diese Umarmung für uns selbst und die Menschen ringsum. Die Begrenzung, die durch diese Umarmung geschaffen wird, ist das wahre Zuhause unseres Körpers. Sie ist das Licht und die wohlige Wärme, die unseren Körper durchfluten.

3 | Mit dem Leben tanzen
Körpermuster in der Sucht

*Ich trinke weder aus bloßer Freude am Wein
noch aus Mißachtung des Glaubens – nein,
ich will nur einen Moment lang vergessen,
nur das will ich vom Rausch, nur das allein.*
                                                    Omar Khayyam

Mit scheinbar unbedeutenden Bewegungen wie Atemmuster, Gesten oder Haltungen, die unangenehme Situationen anzeigen beziehungsweise für uns erträglicher machen, trennen wir uns von unserem Körper. Diese Bewegungen wirken auch in physischer Hinsicht beruhigend auf uns. Fordere ich meine Klienten auf, in ihre Bewegungsindikatoren „hineinzugehen" und sich von ihnen wohin auch immer führen zu lassen, so wird häufig ein Gefühl des Mangels oder Unvermögens, für sich selbst zu sorgen, ein tief im Inneren verankertes Unrecht oder die Angst vor dem Tod aufgedeckt. Eine suizidgefährdete Klientin veranschaulichte mir dies vor einiger Zeit in besonders lebhafter Form. Jedesmal wenn sie ihren Kopf auf die Brust sinken ließ, verspürte sie eine schier erdrückende Atemnot, die sie in Panik geraten ließ; daraufhin hob sie den Kopf an und sagte ohne Umschweife: „Lieber sterbe ich, als dieses Gefühl zuzulassen." Eine andere Klientin, die sich im ständigen Kampf mit ihrer Eßsucht befand, ging einer scheinbar einfachen Geste zum Mund hin nach und brach auf einmal in entsetzliche Angstschreie aus: „Ich bin allein! Ich bin allein! Niemand ist da!"

Mit der Zeit erkannte ich, daß die von mir beobachteten Bewegungen ihren Ursprung in früheren Erfahrungen hatten. Immer wieder stieß ich auf eine Verbindung zwischen frühen physischen Bedürfnissen und den Bewegungs-

und Verhaltensmustern, die ich zu entschlüsseln suchte. Wurde ein frühes Bedürfnis nicht in angemessener Form gestillt, führte dies zur Desensibilisierung und Entwicklung einer bestimmten Gestik, die immer dann zur Anwendung kam, wenn die ursprüngliche Deprivation erneut stimuliert wurde. Der Bewegungsindikator schien eine verzerrte Geste des Selbsttrostes zu sein, eine Art Versuch, sich selbst zu halten, zu streicheln oder zu beruhigen.

In vielen Fällen hatten diese Deprivationen ihren Ursprung in der präverbalen Phase des Patienten. Sie drehten sich zumeist um Grundbedürfnisse wie Wärme, Liebe, Aufmerksamkeit und Zuwendung sowie physische Sicherheit. Auch die Abfolge dieser Bewegungsgewohnheiten erwies sich als ausgesprochen interessant – ein vorhersagbarer Fluß von Ereignissen drang in die körperliche Ebene vor:

1. Ein Gefühl, eine Erinnerung oder eine Empfindung taucht auf.
2. Das Bewegungsmuster beginnt und hält solange an, bis das Gefühl aufhört oder auch einfach zur Sprache gebracht wird. Die wiederkehrende Bewegung wird in der Regel als Zwang erlebt.
3. Der Betroffene hängt sehr an dem, was er tut, und empfindet die Bewegung als beruhigend oder gar angenehm; er reagiert ungehalten oder baut Widerstand auf, wenn irgend jemand versucht, ihn dabei zu stören oder zu unterbrechen.
4. Der Bewegungsindikator klingt langsam ab. Der Betroffene „kommt wieder auf die Erde", fühlt sich deprimiert, hoffnungslos oder voller Groll. Die häufigsten Aussagen danach lauten: „Nichts wird sich je ändern", „Ich komme nie da heraus" oder „Ich kann das eben nicht tun/bekommen."
5. Schuldzuweisung. „Ich mache wohl etwas falsch, weil ich nicht damit fertig werde" oder „Wenn Sie [der Therapeut oder ein Freund] mir das nicht gesagt hätten,

würde ich mich viel besser fühlen." Das Ergebnis ist im Grunde immer Selbsthaß und Schamgefühl.

Diese Abfolge und ihre Ähnlichkeit mit Beschreibungen des Suchtprozesses brachten mich auf den Gedanken, daß ich es hier wahrscheinlich mit einer Art körperbezogenem Suchtverhalten zu tun hatte. Daraus leitete ich eine neue Arbeitsdefinition von Sucht ab: *Sucht ist der in der Regel in frühester Kindheit erlernte ständige physische Respons eines Menschen auf ein über längere Zeit hinweg ungestilltes Bedürfnis.*

Dieser Respons soll uns vom Schmerz über das ungestillte Bedürfnis ablenken und Ersatz für die angenehme Erfahrung der Bedürfnisbefriedigung bieten. Durch unsere Abwendung vom Körper können wir dem Schmerz oder der uns bedrohlich erscheinenden Freude entrinnen; die Trennung vom Körper wirkt beruhigend und wohltuend auf uns in einem Moment, wo wir genau das am meisten brauchen.

Die Erfahrung und das Wissen, bedingungslos geliebt zu werden, gehört, wie gesagt, zu unseren Grundbedürfnissen. Wir brauchen nicht anders zu sein, als wir sind, um geliebt zu werden. So wie wir sind, sind wir liebenswert. Im Idealfall erfährt ein Säugling die bedingungslose Liebe seiner Eltern in deren Bereitschaft, ihn zu umsorgen und genauso anzunehmen, wie er ist. Bedingungslose Liebe ist nicht gleichbedeutend mit konstanter Aufmerksamkeit und ständigem Lob. Es geht darum, daß man uns die Aufmerksamkeit nicht entzieht, wenn es brenzlig oder unangenehm wird, und daß man uns eine positive Grundeinstellung entgegenbringt. Viele Psychologen und Autoren wie Alice Miller, John Bradshaw, Gay und Kathlyn Hendricks und andere sind zu der Einsicht gelangt, daß Menschen mit nicht verheilten Verletzungen (und das sind die meisten von uns) ihre Aufmerksamkeit und Wertschätzung jedem sofort entziehen, der den Finger in ihre alten

Wunden legt. Wir ziehen sie blitzartig zurück, sobald wir der gleichen Art von Erfahrung gegenüberstehen, die einmal dazu geführt hat, daß man uns selbst jene Aufmerksamkeit und Wertschätzung entzog. Im Kindesalter setzen wir normalerweise alles daran, daß unsere Eltern ihre Liebe nicht an Bedingungen knüpfen. Um dies zu erreichen, versuchen wir sogar, ihren Vorstellungen und Erwartungen genau zu entsprechen. Der Versuch, die Bedürfnisse unserer Eltern zu befriedigen, statt so zu sein, wie wir sind, bildet die Grundlage jeglichen Suchtverhaltens. Das Bedürfnis nach Liebe hat im Überlebenskampf einen größeren Stellenwert als das Bedürfnis nach Echtheit. Die Echtheit aufgeben zu müssen, nur um Liebe zu bekommen, ist eine sehr schmerzvolle Erfahrung und kann uns zum Wahnsinn treiben, doch sie sichert unser physisches Überleben.

Schmerz ist unvermeidbar. Im Normalfall empfinden wir ihn eine Zeitlang und dann geht er wieder vorüber. Doch wenn Schmerz nicht aufgelöst wird, wenn wir ihn also immer wieder empfinden müssen, ohne daß es einen Ausweg daraus gibt, dann wird er zur sinnlosen und unerträglichen Tortur, und der Körper wird ganz automatisch etwas unternehmen, um ihn zu minimieren. Warum müssen wir uns überhaupt physischer Verhaltensweisen bedienen, um unsere Empfindungen zu dämpfen? Wie ist Sucht auf der körperlichen Ebene zu erkennen? Suchtverhalten ist meiner Meinung nach durch folgende fünf Charakteristika gekennzeichnet, und es müssen alle fünf Anzeichen gegeben sein, damit ein Mensch als süchtig gilt:

1. Wiederholung
2. Fehlende Entwicklung
3. Fehlende Befriedigung
4. Fehlender Abschluß
5. Löst Unbehagen beim Betrachter aus

Erstens: Das Bewegungsverhalten wiederholt sich immer und immer wieder. Das hält die schmerzvolle Erfahrung von Gefühlen auf Distanz und schafft ein bestimmtes Maß an Beruhigung und Wohlbefinden. Dieses Verhalten kann man mit den bei Kindern zu beobachtenden Schaukelbewegungen vergleichen.

Zweitens: Dem Verhalten fehlt jegliche Entwicklung – es ändert sich nicht und es verlagert sich nicht. Es bleibt immer gleich, wird gleich empfunden und führt stets zu dem gleichen Resultat. Ein nervöses Zupfen am Kinn entwickelt sich nicht erst zum Zerren, dann zum zornigen Zerren und schließlich zum echten Empfinden der ursprünglichen Wut. Es dreht sich immer an derselben Stelle im Kreis, wie ein Hamster im Laufrad.

Drittens: Das Verhalten bringt keine Befriedigung. Im Augenblick mag es zwar als angenehm empfunden werden, doch am Ende fühlt sich der Betroffene irgendwie seltsam, schuldig, ausgegrenzt oder deprimiert.

Viertens: Die Handlung schließt in sich nicht ab und bleibt energetisch unvollendet. Sie ähnelt einer bruchstückhaften Handlung. Eine Klientin, mit der ich regelmäßig arbeitete, hielt ihren Finger immer zwischen den Zähnen, wenn sie nachdachte. Das Ganze ähnelte einem nicht abgeschlossenen Beißvorgang, und bei näherer Betrachtung dieses Indikators stellte sie fest, daß sie tatsächlich zubeißen wollte.

Fünftens: Zwangshandlungen oder Angewohnheiten lösen beim Betrachter Unbehagen aus. Er langweilt sich, zieht sich zurück, wertet, ist frustriert oder wird zornig. Vor Jahren hatte ich einmal eine Klientin mit Bulimieproblemen, die während der ganzen Sitzung ohne Unterlaß eine Haarlocke zwirbelte. Es gab Momente, da wäre ich am liebsten aufgesprungen und hätte ihr diese verdammte Locke vom Kopf gerissen!

Die Beobachtung süchtiger Verhaltensweisen bei anderen Menschen stimuliert häufig die eigenen Suchtneigungen.

Wenn wir uns jemandem nicht entziehen können, der gerade in einem Suchtprozeß steckt, spüren wir bald ein Verlangen danach, unserer eigenen Sucht nachzugeben. Bei der Klientin, der ich am liebsten die Haare ausgerissen hätte, bemerkte ich, wie ich selbst in dem Augenblick mit dem Daumen gegen den Zeigefinger zu reiben begann. Solche unangenehmen Gefühle werden häufig als eine vom Therapeuten ausgehende Gegenübertragung fehlgedeutet. Mit anderen Worten, in seiner Frustration mit dem Klienten erlebt der Therapeut eine Spiegelung seiner eigenen ungelösten Themen. Noch wichtiger aber ist, daß wir als Therapeuten daran erkennen können, was unser Gefühl ausgelöst hat; dies gibt uns Gelegenheit, unser mögliches eigenes Suchtverhalten zu hinterfragen.

Im Suchtprozeß desensibilisieren wir unseren Körper, indem wir ihn in Euphorie versetzen, sei es mittels einer Substanz oder durch ein bestimmtes Verhalten. Desensibilisierung und Dissoziation sind wichtig, um einerseits Schmerz aus unserem Bewußtsein zu verbannen und uns andererseits davor zu bewahren, die toxische Wirkung der die Euphorie auslösende Substanz oder Verhaltensweise wahrzunehmen. Um beispielsweise mit dem Trinken fortzufahren, müssen wir die Körperbotschaften ignorieren, daß uns von Alkohol schlecht oder schwindelig wird oder wir einen Brummschädel davon bekommen. Desensibilisierung und Euphorie legen gemeinsam den Grundstein für den Suchtprozeß.

Wie benutzen wir unseren Körper, um uns von ihm abzuwenden? Wir beginnen mit sich ständig wiederholenden Gesten, die unsere physische Erfahrung hypnotisieren und betäuben sollen. Versuchen Sie einmal, im Sessel sitzend zehn Minuten lang hin- und herzuschaukeln, und urteilen Sie danach selbst, wie beruhigend das ist. Schaukelstühle wirken eben auf diese Weise wohltuend und besänftigend. Die Strategie der sich dauernd wiederholenden Bewegung finden wir häufig bei Kleinkindern, aber auch bei psychotischen und autistischen Menschen. In Streßsituation greifen Erwachsene gern zu dieser Urstrategie und kauen an den Nägeln, fahren sich durchs Haar oder klopfen permanent mit dem Fuß auf den Boden.

Als nächsten Desensibilisierungsmechanismus setzt der Körper die Anspannung ein. Studien haben gezeigt, daß Muskelanspannung kurzfristig die Empfindung in der betreffenden Körperregion verstärkt. Die Nerven im Muskel werden sehr aktiv, um einerseits die Kontraktion aufrechtzuerhalten und andererseits dem Gehirn die sensorische Rückmeldung über die Kontraktion zu geben. Wenn die Anspannung jedoch fortdauert und chronisch wird, erschöpfen sich die Nerven allmählich und leiten nur noch sensorische Botschaften weiter, wenn sich das Maß der Anspannung gravierend ändert. Mit anderen Worten, wird die Anspannung chronisch, ignoriert unser Nervensystem sie mit der Zeit und hört auf andere Dinge (mit Ausnahme von Verspannungen, die dem umliegenden Gewebe echten Schaden zufügen, so daß sich das beschädigte Gewebe massiv beschwert). Sicher hat Ihnen auch schon einmal ein Freund die Hand auf die Schulter gelegt und dabei lautstark verkündet, wie verspannt Sie seien. Und waren Sie nicht völlig überrascht, weil Sie es selbst überhaupt nicht bemerkt hatten?

Wir können unsere Aufmerksamkeit immer nur auf eine Sache richten. Eine weitere Alternative der Desensibilisierung des Körpers wäre also, auf alles andere als auf ihn zu achten. Wenn wir süchtig sind, haben wir zwei ganz normale Möglichkeiten, um uns von der Hier-und-Jetzt-Erfahrung abzulenken. Die erste besteht darin, daß wir ausschließlich auf unsere Gedanken achten und alles nur durch die Brille des Intellekts sehen. Anne Wilson-Schaef bezeichnet das als unser „verfluchtes Denken". Wir sind große Experten im Rechtfertigen, Entschuldigen, Schaffen von Trugbildern, Planen und Analysieren. Wir können sogar eine plausible Erklärung abgeben, warum wir so sind, wie wir sind. Selbst wenn diese Erklärung rein theoretisch durchaus zutrifft, benutzen wir sie als Mittel, um uns von unserem Körper und damit von der direkten Erfahrung dieser Welt abzukehren.

Eine weitere äußerst beliebte Methode, um von sich selbst abzulenken, besteht darin, daß man seine Aufmerksamkeit ausschließlich auf das richtet, was um einen herum passiert. Die ausschließliche Konzentration auf die Geschehnisse ringsum, ist ein eindeutiges Zeichen für eine Co-Abhängigkeit. Die Suchtforschung ist das bedeutendste Forum zur Dokumentation und Diskussion der Co-Abhängigkeit. Den hier gewonnenen Erkenntnissen zufolge liegt die Wurzel allen Übels in einer dysfunktionalen Familie, die ihre Mitglieder dazu anhält, anderen gegenüber supervorsichtig zu sein, um sich geborgen und geliebt zu fühlen. Die vom Selbst weggerichtete Aufmerksamkeit mag diesem Zweck tatsächlich dienlich sein, sie wirkt aber gleichzeitig als Mittel zur physischen Desensibilisierung. Indem wir der Außenwelt permanent unsere ganze Aufmerksamkeit schenken, ignorieren wir unseren Körper.

Wir können Körperprozesse benutzen, um unsere Aufmerksamkeit abzulenken, ob nun im Inneren mit umherschweifenden Gedanken oder äußerlich mit zwanghafter Hyperwachsamkeit. Betrachten wir einmal, wie unser Körper uns auf rein biologische Weise ablenkt. Hyperaktivität und Angst sind physische Phänomene, die teilweise durch Adrenalin, ein in der Nebenniere erzeugtes Hormon, ausgelöst werden und uns dazu veranlassen, entweder zu kämpfen oder vor der Gefahr zu fliehen. Je mehr Adrenalin wir ausstoßen, desto stärker tendieren wir zu Gefühlen von Angst oder Hyperwachsamkeit. Je mehr wir uns aber auf diese Gefühle einlassen, desto mehr Adrenalin wird ausgeschüttet. Unser Körper, unsere Emotionen und unsere Gedanken erzeugen eine Feedback-Schleife, die uns von der weitaus bedrohlicheren Achtsamkeit ablenkt.

Depression ist eine Art genereller und systematischer Desensibilisierung. In diesem Prozeß nutzen wir unsere Stimmungen und das Maß an physischer Aktivität, um uns vom Körper abzukehren. Es ist, als würden wir die Stereoanlage leiser stellen, um den Text der Lieder nicht mehr hören zu können. Damit wir uns die in unserem Körper eingespeicherten qualvollen Worte nicht anhören müssen, drehen wir all unsere physischen Funktionen, unsere Gefühle und sogar unsere Gedanken auf Sparflamme. Es ist eine Allgemeinbetäubung mit dem Ziel, einer hartnäckigen physischen Botschaft zu entkommen. Eine Depression verändert die Körperchemie völlig; die Ausschüttung von Hormonen, Enzymen und Neurotransmittern (chemischen Botenstoffen im Gehirn) verzögert sich, so daß wir uns energielos und unglücklich fühlen. Dies wiederum verschlimmert die Depression, und die Feedback-Schleife von Depression und Körperchemie hält uns in einem Zustand verminderter Lebendigkeit gefangen.

Es gibt zwei weitere Methoden, wie wir uns körperlich desensibilisieren können: über die Atmung und über die Haltung. Körperzentrierte Psychotherapeuten wie Wilhelm Reich, Alexander Lowen, Stanley Kelemann und Gay Hendricks haben schon vor langer Zeit darauf hingewiesen, daß Gefühle und Empfindungen ausgeblendet werden können, indem man den Atemvorgang unterbricht. Je tiefer wir nämlich atmen, desto mehr empfinden wir; und je flacher unsere Atmung ist, desto geringer ist unser Gefühl. Indem wir die tiefe Atmung unterdrücken, können wir Gefühle wirksam in Schach halten. Es ist ebenfalls bekannt, daß die Haltung sich auf unsere Gefühle und Empfindungen auswirken kann. Wir haben alle sicher schon einmal beobachtet, daß wir aufrechter sitzen und gehen, wenn wir guter Dinge sind, und daß wir in uns zusammensacken, wenn unsere Stimmung schlecht ist. Das funktioniert auch in umgekehrter Richtung: Zusammensacken kann die schlechte Laune verstärken oder verlängern. Wenn wir also das deprimierte Gefühl brauchen, um unsere Aufmerksamkeit nicht auf andere Dinge lenken zu müssen, behalten wir am besten die zusammengesunkene Haltung bei; auf diese Weise bleibt das Gefühl ortsgebunden.

Süchtiges Verhalten ist gekennzeichnet durch seinen repetitiven, gleichbleibenden, unbefriedigenden und unvollständigen Charakter sowie durch sein störendes Erscheinungsbild. Erst wenn alle diese Merkmale auf der körperlichen Ebene manifest werden, haben wir es mit einer Sucht zu tun. Viele moderne Suchtforscher sind der Ansicht, daß die Sucht in unserer Gesellschaft eher die Regel als die Ausnahme bildet. Zählen wir die Drogen- und Alkoholsüchtigen, die Zigarettensüchtigen, die Eßsüchtigen und die Abhängigen von stoffungebundenen Süchten (also jene Menschen, die süchtig nach Liebe, Glücksspiel, Sex und so weiter sind) zusammen, kommen wir auf einen alarmierenden Prozentsatz der Bevölkerung. Und bei einer Erweiterung der Definition von Sucht auf alle Handlungen, die sich wiederholen, sich nicht ändern, keine Befriedigung erzeugen, in sich nicht abgeschlossen sind und unsere Mitmenschen irritieren, bleibt da überhaupt noch jemand ausgeschlossen?

In diesem Sinne ist Sucht weniger eine Krankheit als ein universaler menschlicher Zustand. Die Buddhisten würden im Suchtverhalten unsere „Gewohnheitsenergie" sehen, unseren natürlichen Hang zur Angst vor der Achtsamkeit und Lebendigkeit in uns. John Bradshaw sagt, daß jede Sucht immer auch lebensschädigende Folgen in sich birgt. Selbst wenn dieser Prozeß weniger stark ausgeprägt ist, muß man zumindest von lebenseinschränkenden Auswirkungen ausgehen. Möglicherweise ist eine genetische oder chemische Unausgewogenheit im Gehirn dafür verantwortlich, daß die einen lebensschädigende Konsequenzen erfahren, während die anderen nur lebenseinschränkende riskieren. Wir müssen weiter die reale Möglichkeit untersuchen, ob und inwieweit extensiver Substanzmißbrauch seine eigenen biologischen Mechanismen hat, die in einen Hang zur Selbstzerstörung münden. Auch lebenseinschränkende Verhaltensformen verdienen unsere volle Aufmerksamkeit. Hier liegt unser Augenmerk weniger auf der Heilung alter Verletzungen, als auf unserer Bereitschaft, zu wachsen, uns zu wandeln sowie weitsichtiger und glücklicher zu werden.

Allen Formen der Sucht, ob nach Kokain, Einkaufen oder negativen Gedanken, sind die gleichen zuvor beschriebenen Merkmale gemein. Es ist zu vermuten, daß sie alle bestimmte prozessuale Parallelen aufweisen und wir es darüber hinaus mit einem Kontinuum der Dysfunktion zu tun haben. Der Genesungsprozeß kann ebenfalls auf dieser Linie angesiedelt sein. Die folgende Abbildung zeigt den kontinuierlichen Verlauf von der Sucht zur Genesung bis hin zu Transformation, Wachstum und Entfaltung.

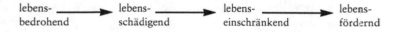

lebens-bedrohend → lebens-schädigend → lebens-einschränkend → lebens-fördernd

Wir bedrohen unser Leben, wenn wir unserem Körper große Mengen von Toxinen zuführen. Wir schaden unserem Leben, wenn wir uns Süchten verschreiben, die langfristige Krankheiten auslösen oder das Familien- und Gesellschaftsgefüge sprengen. Wir schränken unser Leben ein, wenn wir es versäumen zu wachsen, wenn wir uns betäuben und zerstreuen, wenn wir anderen unsere Hilfe versagen. Wir fördern das Leben, wenn wir uns für unser eigenes Glück und das Glück anderer einsetzen. Von der lebensbedrohenden zur lebensfördernden Tat ist es ein gewaltiger Schritt. Für Menschen, die vom Leben weniger hart herangenommen wurden, mag er nicht ganz so groß sein wie für andere. Wie auch immer, im Zurückfinden zu unserem Körper und in dessen Wiederaneignung liegt die einzige Möglichkeit, sich des Glücks und der Zufriedenheit zu versichern und sich mit der erhabenen Schönheit des Lebens neu zu verbinden.

GRENZEN DURCH SCHUTZMECHANISMEN ERSETZEN

Fehlen uns adäquate Grenzen und halten die Bedürfnisse an, so errichten wir aus Unwissenheit oder Hilflosigkeit heraus Schutzanlagen, um nicht durch die kleinste Brise ins Wanken zu geraten. Schutzmechanismen sind eine Art Ersatzgrenzen, die wir abstecken, wenn unsere natürlichen Grenzen nicht funktionieren oder nicht ausreichen. Sie lassen bedrohliche Dinge weder hinein noch hinaus. Sie sind wie eine Rüstung, die signalisiert: „Ich rechne mit dem Schlimmsten." Treffen wir also auf jemanden oder etwas, so sehen wir darin bezeichnenderweise keine Begegnung, sondern ein Gefecht. Gegen reale Gefahren müssen wir uns natürlich wehren können, und diese Fähigkeit haben wir von unseren Vorfahren in einem bis zu den Einzellern zurückreichenden genetischen Prozeß geerbt. Es ist interessant, sich einmal genauer anzusehen, welcher archetypischen Verteidigungsstrategien sich unsere Vorfahren so erfolgreich bedienten, daß sie sie uns überliefert haben. Wie den Tieren stehen auch uns Menschen drei Möglichkeiten zur Verfügung, um auf Bedrohungen zu reagieren: Kampf, Flucht oder Erstarrung. Die folgenden typischen Verteidigungsstrategien verschiedener Tiere dürften symbolisch auch für die unterschiedlichen Formen menschlichen Defensivverhaltens gelten.

Kampf

Dachs. Setzt auf uneingeschränkten Angriff als Verteidigungskonzept, und zwar mit einer solchen Vehemenz und

Bestimmtheit, daß der Gegener total eingeschüchtert wird, wie groß er auch immer sein mag. Der mit dem Dachs vergleichbare Menschentypus legt all seine Kraft und Stärke in Kiefer und Arme und entwickelt Bewegungsmuster des Nach-vorn-Preschens. Man denke an jemanden, der normalerweise ruhig dasitzt, um dann (scheinbar) urplötzlich einen fürchterlichen Wutanfall zu bekommen.

Bär. Größe, Stärke und abschreckende Geräusche gehören zu seinen Einschüchterungsmitteln; dazu kommt das Sich-Aufrichten zu imposanter Größe, um seine ganze Kraft zu demonstrieren – bärenstark, dominant und gefühllos. Bei diesem Menschentypus ist die Stärke im ganzen Körper sehr viel gleichmäßiger verteilt, wenngleich mit den Armen stark gestikuliert wird. Gewöhnlich gilt er als langsam und wenig schlau, aber das muß nicht unbedingt zutreffen. Oft kriegt er den „Moralischen" oder bekommt schlechte Laune; und seine Familie weiß ihm in solchen Zeiten aus dem Weg zu gehen.

Flucht

Gazelle. Nutzt Schnelligkeit und Agilität, um ihren Feinden davonzulaufen und ihnen mit geschickten Manövern zu entkommen. Die körperlichen Charakteristika dieses Menschentypus sind: extreme Wachsamkeit, weit aufgerissene Augen und die Fähigkeit, bei vermeintlicher Gefahr mit einem Satz zur Seite zu springen. Das klassische Beispiel dieser Verteidigungsform sind Verhaltensweisen nach dem Motto „Nichts wie weg" oder „Wenn es brenzlig wird, mach ich die Fliege." Wer so denkt, betrachtet die Welt als etwas Furchterregendes und Übermächtiges. Er dürfte es wohl kaum lange in intensiven Beziehungen aushalten.

Präriehund. Nutzt ebenfalls seine Schnelligkeit, jedoch in erster Linie mit abwechselnden Sprints und Stopps oder Ausweichmanövern, um sich in Sicherheit zu bringen. Die charakteristischen körperlichen Merkmale eines solchen Menschen sind seine kauernde Haltung, der tiefe Schwerpunkt und die kräftigen Beine. Seine Strategie läßt sich schwer vorhersagen. In dem Moment, wo man glaubt, endlich eine sinnvolle Basis des Dialogs mit ihm gefunden zu haben, schaut man sich um und wundert sich, wo er abgeblieben ist. Diese Strategie lebt von den taktischen Mitteln Ablenkung und Versteckspiel.

Erstarrung

Kaninchen. Verhält sich ganz still, damit es nicht bemerkt wird. Ein Mensch von diesem Typus kann über längere Zeiträume hinweg völlig still und regungslos verharren. Dieser Verteidigungsplan wird häufig von Kindern benutzt, die ähnlich wie Kleintiere keine andere Möglichkeit der Verteidigung haben. Er beruht auf der Annahme, daß die Bedrohung verschwindet, wenn man nur lange genug stillhalten kann.

Chamäleon. Versteckt sich und wird unsichtbar, indem es sich seiner Umgebung perfekt anpaßt. Dieser Menschentypus kann sehr anpassungsfähig sein – er übernimmt die Merkmale seiner Umgebung und setzt List und Tücke ebenso ein wie das Versteckspiel. Er geht scheinbar mit jedem konform, nur um Konfliktpotentiale zu minimieren.

Opossum. Stellt sich tot und schaltet buchstäblich all seine Lebensfunktionen ab, damit der Verfolger das Interesse an ihm verliert. Dieser Menschentyp kann in Sekundenschnelle blaß werden und seine Atmung verflachen. Ein solches Verhalten ist typisch für alle Suizidgefährdeten, also für Menschen, die sich vom Leben derart bedroht fühlen, daß sie lieber sterben möchten. Diese Strategie wird bezeichnenderweise nur in Extremsituationen von Leben oder Tod zum Einsatz kommen oder wenn eine Emotion oder ein Gedanke lebensbedrohlich erscheint. Einer meiner Klienten, der sie anwandte, saß oftmals stundenlang auf der Couch, wachte dann urplötzlich auf und stellte fest, daß er sich an nichts erinnern konnte, was in den vorangegangen Stunden passiert war. Er war als Kind fürchterlich geschlagen worden und selbstmordgefärdet.

Schildkröte. Zieht sich in ihren Panzer zurück, um so eine unüberwindbare Barriere zu errichten und dennoch sichtbar zu bleiben. Der Körper wird reglos und die Ausdrucksfähigkeit schwindet. Dieses Verhalten wird häufig als Sturheit oder Hartnäckigkeit gedeutet.

Unser Körper ist mit all diesen Techniken vertraut und wendet sie in Streßsituationen an. Als Kleinkinder wählen wir im Augenblick der Gefahr eher die Methode des Erstarrens, während wir uns als Erwachsene oder wenn wir bereits Gewaltakten oder ausgiebigem wilden Spiel ausgesetzt waren, viel häufiger für Kampf entscheiden. Achten Sie einmal auf Ihre eigenen Körperstrategien, wenn Sie unter Streß stehen, und überlegen Sie, ob eines der genannten Tiere Ihr persönliches Verteidigungskonzept treffend beschreibt. Kommt Ihnen eines dieser Muster oder eine Kombination daraus bekannt vor? Erkennen Sie darin bestimmte Familienmitglieder wieder?

Wir können Abwehrhaltungen bei anderen Menschen normalerweise gut erkennen, und wir spüren oft auch, wie entsprechende Mechanismen bei uns ablaufen. Einen Großteil unseres Bedürfnisses nach Schutz und Verteidigung können wir abbauen, indem wir lernen, unsere eigenen Grenzen zu ziehen. Diese Grenzen sind physischer, emotionaler und kognitiver Art und geben der Außenwelt zu erkennen: „Hier ist meine Grenze." Über sie definieren wir uns und sorgen für uns. Über sie identifizieren wir uns und andere. Und diese Grenzen werden durch konsequente Befriedigung unserer Bedürfnisse geschaffen.

Betrachten wir einmal das Urbedürfnis des Menschen, seinen Hunger zu stillen. Hunger macht sich durch ein Knurren und Zusammenziehen des Magens bemerkbar. Dieses körperliche Signal bringt uns möglicherweise zum Handeln. Wir werden uns bewußt, daß wir hungrig sind, und dieses Bewußtsein ist ein sich selbst definierender Akt – „Ich bin hungrig; ich bin es, der hungrig ist und essen muß." Essen ist ein anderer sich selbst bestätigender Akt – „Ich habe gegessen, also bin ich satt; ich bin nicht mehr hungrig." Wir haben unser Bedürfnis befriedigt, und diese Bedürfniserfüllung bildet eine Grenze, die für die sich ständig verändernden Umstände durchlässig bleibt. Was würde passieren, wenn wir nicht essen? Der Hunger würde anhalten und sich lauter und nachdrücklicher bemerkbar machen. Das Bedürfnis würde also nicht durch einen sich selbst bestätigenden Akt gestillt und das Nichtessen wäre ein sich selbst negierender Akt. Wenn wir fortfahren, uns selbst zu negieren, verlieren wir Energie und entledigen uns schließlich der Hungersignale. Unser Körper erhält die Botschaft, daß er sich selbst nicht regulieren kann; das führt dazu, daß wir nur noch verzerrt und unzulänglich wahrnehmen können, wer (und wo) wir wirklich sind.

Schutzmechanismen sind sozusagen die zweite Wahl, wenn es darum geht, Grenzen zu ziehen, weil uns die Bedürfnisbefriedigung versagt bleibt. Wenn wir uns nicht selbst regulieren und definieren können, errichten wir eine Verteidigungslinie aus Vorwegnahme, Projektion, Angst und Furcht. Schutzmechanismen sind wie Körperreflexe – sie sind schnell, aber irgendwie sind sie auch dumm. Sie können durch alle möglichen Stimuli ausgelöst werden, so wie unser Knie beispielsweise zuckt, wenn es angeschlagen wird. Ich kann gar nicht zählen, wie oft ich mir die peinliche Tatsache habe eingestehen müssen, daß ich jemanden für feindselig gehalten habe, was im Grunde nur eine solche Defensivreaktion war.

Machen wir es uns zur Gewohnheit, unsere Bedürfnisse nicht zu befriedigen, nehmen wir damit einen beschwerlichen Ersatz in Kauf: die Neigung zur Abwehrhaltung. Sie hat eine Zwillingsschwester namens Leugnen. So wie unser Knie zuckt, noch bevor wir es merken, negiert die Abwehrhaltung jegliche Erfahrung, wie es auch für das Leugnen typisch ist. Wenn ich mich verteidige und mich damit im Kampf-, Flucht- oder Erstarrungsmodus befinde, leugne ich jede Realität, die dem vermeintlichen Konflikt widerspricht. Wenn ich mich als Opfer sehe, muß ich jeden, den ich nicht als Verfolger wahrnehme, leugnen. Dieses Bild macht deutlich, wie eng Leugnen und Sucht miteinander verquickt sind.

Der buddhistischen Lehre zufolge entspricht es unserer Natur, nach allem, was wir lieben, zu greifen und es festhalten zu wollen, und alles, was wir nicht lieben, wegzuschieben und zu negieren. Dabei kann es sich um Objekte, Emotionen und Gedanken handeln, einfach um alles, vom neuen Auto bis hin zum Angstgefühl. Wir alle möchten an positiven Gefühlen festhalten und negative Gefühle loswerden. Die meisten meiner Klienten kommen zur Therapie mit dem ausdrücklichen Ziel, sich irgendwelcher störenden Gefühle und Verhaltensweisen zu entledigen und stattdessen wieder all das Gute zu spüren. Das ist nur allzu verständlich, denn wer möchte nicht auf der Sonnenseite des Lebens stehen? Der Buddhismus meint jedoch, daß in dem Weg, den wir in der Verfolgung dieses Zieles beschreiten, der Schlüssel zu seiner Verwirklichung liegt.

Zunächst müssen wir akzeptieren, daß Schmerz nur einmal existiert. Es ist höchst unwahrscheinlich, daß wir durchs Leben kommen, ohne je schmerzvolle Erfahrungen zu machen, beispielsweise wenn unser Hund gestorben ist oder wir hingefallen sind und uns weh getan haben oder uns irgendein anderes Unrecht, eine Krankheit oder Unannehmlichkeit widerfährt. Einer meiner

Klienten hat zwei Söhne, die beide an verschiedenen Krankheiten leiden und im Sterben liegen. Warum sollten solche Dinge immer nur anderen Menschen widerfahren und niemals uns selbst?

Und drängt sich, wenn man von der Sonnenseite des Lebens spricht, nicht förmlich der Gedanke an Vergänglichkeit auf? Was immer gerade ist, geht unweigerlich vorüber. Auch ein Orgasmus kann nicht unendlich lange dauern. Forschungen haben ergeben, daß Ratten nach der wiederholten Stimulation ihrer zerebralen Lustzentren anscheinend eine aufregende orgiastische Phase durchmachen, bald darauf aber passiv und apathisch werden; sie drücken zwar noch auf den Lustknopf, zeigen aber keinerlei Interesse mehr an ihren Artgenossen, an Nahrung oder anderen Reizen. Mit anderen Worten, sie werden absolut süchtig. Jedes Vergnügen geht zu Ende, doch die gute Nachricht lautet: Auch der Schmerz unterliegt der Vergänglichkeit. Auch er geht vorüber. Beides ist unbeständig und vergänglich. Die Kunst des Lebens besteht darin, in diesem Fluß zu schwimmen, ohne ihn kontrollieren zu wollen. Glück und Zufriedenheit erwachsen nicht aus dem Verdrängen des Schmerzes und dem Drücken des Lustknopfes. Das macht uns zu Süchtigen und verursacht unsägliches Leid. Glück und Zufriedenheit stellen sich ein, wenn wir uns unbeschwert im Fluß treiben lassen und an allem teilhaben, was geschieht. Somit kommen wir zu der revolutionären Einsicht, daß das Glück nicht darin besteht zu zählen, wie oft es schön gewesen ist und wieviele Klippen wir erfolgreich umschiffen konnten, sondern in der Bereitschaft, das Leben so anzunehmen, wie es sich uns präsentiert, ihm gerecht zu werden und uns seinem Fluß anzuvertrauen. Wir wollen nicht an den Inhalten des Lebens haften, sondern vielmehr den Prozeß des Lebendigseins zelebrieren.

Es heißt, Baseball sei für Nordamerikaner der Inbegriff des Lebens. Dies ist in James Duncans wunderbarem

Roman *The Brothers K.* sehr anschaulich beschrieben. Gegen Ende des Buches wird ein Profi-Baseball-Spieler zu Grabe getragen. Während der anschließenden Trauerfeier erzählt seine Tochter, was ihr Vater ihr einmal gesagt hatte:

„Er meinte, es gäbe zwei Möglichkeiten für einen Hitter, den gewünschten Wurf zu bekommen. Am einfachsten sei es, wenn man sich keinen bestimmten Wurf wünscht. Doch am besten sei es – und das klingt fast gleich, ist aber dennoch etwas völlig anderes – sich gerade den Wurf zu wünschen, den man kriegen will, also einen, mit dem man zurechtkommen kann. Aber auch einen, dem man nur hilflos hinterherschauen kann. Ja, vielleicht sogar einen, der uns voll am Kopf trifft." (Duncan 1992, S. 690)

Unser Leid entsteht weniger durch den Schmerz an sich, als vielmehr durch unseren Versuch, die damit einhergehende Erfahrung zu kontrollieren. Indem wir versuchen, zu bestimmen und auszuwählen, welche Erfahrungen wir haben sollten und welche nicht, öffnen wir das Tor zur Sucht und machen den ersten Schritt: Wir üben Kontrolle aus. Die Anstrengung, die wir unternehmen, um unsere Erfahrung zu kontrollieren, zwingt uns, Teile von uns selbst und anderen zu verleugnen. Ein solches Leugnen erfordert Desensibilisierung, und schon befinden wir uns in der Suchtspirale. Nach Erfahrung zu greifen oder sie wegzuschieben, ruft wiederum eine der vorbeschriebenen Verteidigungsstrategien auf den Plan. Das bedeutet natürlich nicht, daß wir dem Leben gegenüber eine passive Haltung einnehmen sollten. Alles, was das Leben von uns verlangt, ist, daß wir uns seinem Rythmus anvertrauen und so zum aktiven Partner werden. Wir geraten in die Suchtspirale, sobald wir uns Annehmlichkeit und Freude versagen und unseren Schmerz leugnen. Auf einen Eisbecher zu verzichten, kann ebenso süchtig machen, wie ihm nicht widerstehen zu können.

Sich dem Rhythmus des Lebens hinzugeben und zu tanzen, stellt in diesem Zusammenhang eine großartige Methapher dar. Wir werden auf dem Tanzparkett der Erfahrung geboren. Das Leben ist unser Partner. Versuchen wir, Kontrolle auszuüben und zu führen, wird das Leben uns auf die Zehenspitzen treten. Verharren wir still und reglos, wird das Leben aufgeben und nach einem neuen Partner Ausschau halten. In beiden Fällen leiden wir unsäglich, da wir der größten Beziehung verlustig gegangen sind, die uns je begegnet ist.

Letzte Woche habe ich mir den Zeh an einem Stuhlbein angestoßen. Mein Sohn beobachtete mich, wie ich umherhopste, vor mich hinfluchte und gleichzeitig meinen Zeh halten und mich bewegen wollte. Als ich mich wieder beruhigt hatte, meinte er, ich hätte im höchsten Grade doof ausgesehen, und er schickte sich an, meine komplizierten Verrenkungen nachzuäffen. Innerhalb von Sekunden war vor lauter Lachen, Zehenhalten und Herumhopsen aller Schmerz vergessen.

Zu Beginn dieses Jahres starb ein befreundeter junger Mann namens Matt im Alter von sechzehn Jahren an Leukämie. Ich war tief erschüttert, daß ein so fröhlicher Mensch so früh hatte gehen müssen, und empfand große Trauer. Ich erinnere mich noch, wie ich vom Begräbnis zurückkam, auf dem Sofa saß und zum Fenster hinaus auf einen Apfelbaum schaute. Eine Zeitlang weinte ich und ließ meinen Blick auf dem Baum ruhen. Auf einmal fiel mir auf, wie intensiv grün seine Blätter waren und wie sich die Äste bogen und hochschnellten, wenn die Eichhörnchen darin herumsprangen. Ganz plötzlich bemerkte ich ein Licht im Inneren des Baumes, eine Art leuchtende Lebendigkeit, die ihn durchdrang. Mir war, als könne ich den Baum nunmehr in einer Weise sehen, wie es mir nie zuvor möglich gewesen war – in all seiner pulsierenden Lebenskraft, mit schimmernden Blättern. Ich habe den Apfelbaum dann Matts Baum genannt und ihn zu seinem Denkmal erhoben.

Es ist also durchaus ein Schritt in die richtige Richtung, sich mal für ein Eis und ein andermal dagegen zu entscheiden, je nachdem welche Entscheidung unsere Lebendigkeit besser bestätigt und uns eher mit dem Leben tanzen läßt. Gleichwohl müssen wir keine akrobatischen Klimmzüge machen, um mit dem Leben schritthalten zu können. Wenn Schmerz auftritt, gehen wir voller Leichtigkeit damit um und fragen uns: „Was verlangt das Leben gerade jetzt von mir?" Wir können uns geradezu in das stete Kommen und Gehen der Erfahrungen verlieben. Wir sind, wer wir sind, und passen uns dem Rythmus der Dinge an. Wir definieren uns nicht über den Inhalt des Films auf der Leinwand (sonst würden wir uns in den unterschiedlichsten Flucht-, Kampf- oder Erstarrungsszenarien wiederfinden), sondern über den Lichtstrahl des Projektors, der den Film erst möglich macht. Auf diese Weise schließen wir uns dem Kreis der wahrhaft glücklichen Menschen an.

DIE PHYSISCHEN GRENZEN WIEDERFINDEN

Was wir zurückbekommen, ist unsere Wahlfreiheit in bezug auf das Leben. Wir erholen uns nicht so sehr *von* etwas, als daß wir uns wieder *in* etwas hineinbegeben. Das Lexikon bietet als Entsprechung für *zurückbekommen* „wiederfinden" an. Wie können wir unsere Fähigkeit wiederfinden, das Leben zu wählen? Wie erfüllen wir uns unsere Bedürfnisse auf aktive Weise, so daß wir Grenzen setzen lernen und damit eine bewußte Entscheidung für das Leben überhaupt erst möglich machen? Wenn unsere Bedürfnisse im Kindesalter nicht befriedigt wurden, sind es letztendlich nicht so sehr jene Bedürfnisse, die wir abschreiben müssen – denn die könnten wir uns heute erfüllen. Das Problem ist vielmehr, daß wir nicht mehr wissen, wie wir uns unsere jeweiligen Bedürfnisse aktiv erfüllen können. Es wird uns zur Gewohnheit, unsere Bedürfnisse nicht zu befriedigen, und wir vergessen darüber, wie man mit dem Leben tanzt. Wenn wir es wieder lernen wollen, brauchen wir nur auf unseren Körper zu schauen.

Stellen wir uns mal als einzellige Organismen vor, bestehend aus einer Zellwand (einer Grenze) und einer gallertartigen Masse im Inneren. Um leben zu können, sind wir auf die Zufuhr von Nährstoffen und das Ausscheiden von Abfallstoffen angewiesen, damit der Organismus funktionieren kann. Dadurch wird eine Beziehung zur Außenwelt notwendig, denn dort finden wir Nahrung und dort werden die Abfallstoffe verwertet. Demnach hat unsere Grenze eine doppelte Funktion: Sie muß uns umschließen und definieren und uns von allem fernhalten, was wir nicht sind; gleichzeitig muß sie all das hereinlassen, was uns versorgt und bei Kräften hält. Die Grenze muß fest und stark sein, damit sie Dinge von uns ab- und fernhalten kann. Und um etwas hereinzulassen, muß sie sich öffnen können.

Uns stehen drei Optionen zur Verfügung, wie wir uns unseren Grenzen gegenüber verhalten wollen, ganz gleich, ob wir nun einzellige oder millionenzellige Wesen sind: Fusion, Kontakt oder Isolation. Fusion ist der Prozeß des Ineinanderfließens oder Verschmelzens; er findet immer dann statt, wenn sich Grenzen verwischen, und führt zu einer uneingeschränkten Vermischung von Substanzen. Ein gutes Beispiels hierfür ist die Empfängnis, bei der Sperma in das Ei eindringt und sich die elterlichen DNA-Anteile vermischen. Im Zustand der Isolation werden die Grenzen so undurchlässig, daß nichts hinein- oder herauskann. Zwischen Fusion und Isolation liegt der Kontakt, jener Zustand, bei dem die Grenzen zwar vorhanden, aber durchlässig sind. Die Zelle kann je nach Erfordernis im Einzelfall wählen, was sie hinein- und herauslassen möchte. Alle Zellen unseres Körpers verfügen über mehr oder weniger durchlässige Membranen. In bestimmten Zeiten profitiert eine Zelle durchaus davon, daß sie sich abzukapseln weiß. So kann sie Giftstoffe abwehren und ihre eigene Zerstörung verhindern. Nur in ganz wenigen Fällen ist eine Fusion angezeigt – ohne den Verschmelzungsvorgang gäbe es keine Empfängnis und kein neues Leben. Meist bevorzugen Zellen den durchlässigen Zustand des Kontaktes, denn hier können sie sich dem Tanz der Vergänglichkeit hingeben und seinen spontanen Bewegungen und Regungen folgen.

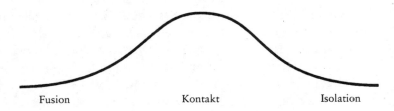

Fusion　　　　　　Kontakt　　　　　　Isolation

Sehen wir in der einzelnen Zelle einen Mikrokosmos unseres aus vielen Millionen Zellen bestehenden Körpers, so gelten hier die gleiche Prinzipien. Hin und wieder lädt uns das Leben zu ein bißchen Verschmelzung und Ineinanderfließen ein. Ich erinnere mich noch gut an das Gefühl des Verschmelzens, welches jene Zeit so stark prägte, in der ich meinen Sohn stillte. In diesem Fall ist Verschmelzung gleichbedeutend mit Bindung, und nur so konnte ich das Füttern um drei Uhr nachts, die Koliken und all den anderen Streß überhaupt überstehen. Es gibt auch Momente, wo es angezeigt ist, sich abzukapseln, statt beispielsweise im Zigarettenqualm zu verweilen, sich in der Nähe von Röntgenapparaten aufzuhalten oder sich mit Menschen abzugeben, die in Wut geraten sind.

Entscheide ich mich auf Dauer für die Strategie der Fusion, so gebe ich der Schutzhaltung den Vorzug vor der Grenzziehung und falle damit in das klassische Suchtmuster der Co-Abhängigkeit, jener Neigung, mich selbst in anderen zu verlieren. Wähle ich die Isolationsstrategie, so greife ich damit ebenfalls zu Schutzmechanismen und schneide mich von jeglicher Versorgung ab, die die Welt mir geben könnte. Wie die mit Lust übersättigten Ratten speise ich meinen eigenen Körper so lange ab, bis ich sterbe. Wenn ich nicht sorgsam darauf achte, was das Leben von mir erwartet, bin ich unfähig, mich für das Leben zu entscheiden und mich selbst zu finden, indem ich meine Bedürfnisse befriedige. Stattdessen vertraue ich auf Fusion und überlasse es anderen, sich um mich zu kümmern; oder ich baue auf Isolation, pfeife auf die anderen und versuche, allein zurechtzukommen. Beide Strategien werden am Ende tödlich für mich sein, wenn ich sie nur konsequent genug zur Anwendung bringe. Wenn sie mir erst zur Gewohnheit geworden sind, *werde ich selbst* zum Gift für mich und andere; ich werde zu einer Belastung für die Gesellschaft, die mich entweder mittragen oder loswerden muß.

Mein Körper ist der Ort, in dem ich lerne und immer wieder lerne, wo der Unterschied zwischen dem Wählen, dem Greifen und dem Wegschieben liegt. In ihm spüre ich, wann ich durchlässig bin, wann ich zur Verschmelzung neige und wann ich isoliert bin. Im Zustand der Durchlässigkeit ist mein Körper wach und gleichzeitig entspannt. Die Atmung ist tief, und mein Körper bewegt sich mühelos und effizient. Im Zustand der Fusion kann ich meinen Körper nicht spüren, meine Empfindungen sind vage, und ich fühle, wie irgendwo in meiner Muskulatur und Physiologie das Muster Kampf-Flucht-Erstarrung seine latente Wirkung zeigt. In der Isolation spüre ich ebenfalls meine Schutzmechanismen, doch das ist dann auch tatsächlich alles, was ich fühle. Meine Achtsamkeit wird ganz und gar von meinen Verteidigungsambitionen beherrscht und schert sich nicht darum, ob dies nun meine physiologischen Abläufe dämpft oder sie hyperaktiv werden läßt. In beiden Fällen bin ich außerstande, die Umwelt richtig wahrzunehmen und einzuschätzen. Sie tritt mir entweder als ein Spiegelbild meiner selbst oder als verdächtiger Feind entgegen.

Im Kontaktzustand hingegen geht es mir am allerbesten. Ich bin noch ich selbst, aber ich bin auch das köstliche Stück Kuchen, das ich verzehre; ich leuchte ebenso wie der Baum vor meinem Fenster. Weil ich durchlässig bin, kann ich weder zum Baum noch zum Kuchen werden, doch einen Moment lang trage ich deren Köstlichkeit und Leuchtkraft in mir, weil ich diese Erfahrung bewußt erlebe. Und all das kann ich nur tun, wenn ich mich aktiv für das Leben entscheide. Ich bringe das Stück Kuchen und den Baum als Tanzpartner ein, denn sie repräsentieren momentan das Leben.

In der Durchlässigkeit liegt fast all unsere Freude; sie ist die Wohnstatt unseres Glücks und unserer Zufriedenheit sowie des Wohlgefallens anderer Menschen an uns. Nicht das Eis selbst bereitet uns solche Freude, sondern unsere Bereitschaft, offen und durchlässig für die Erfahrung des Eisessens zu sein. Befriedigung im Leben erreichen wir nicht durch das Wegschieben von Kummer, sondern durch das bewegende und tiefe Gefühl, davon ganz und gar durchdrungen zu sein und dadurch zur Mitte unseres Seins zu gelangen. Jetzt weiß ich endlich, wie lebendig mein Freund Matt war, und ich bin froh, Zeugin seiner Gegenwärtigkeit auf Erden gewesen zu sein. Und ich habe ja noch den Apfelbaum zur Erinnerung an ihn.

DIE KOGNITIVEN GRENZEN WIEDERFINDEN

In unserem Kopf läuft der gleiche Prozeß von Grenzziehung und Selbstschutz ab, und auch der Verstand braucht seine eigene und besondere Form der Aufmerksamkeit, um durchlässig zu bleiben. Unser Verstand hat bestimmte Aufgaben, beispielsweise, sich zu erinnern und zu planen. Beide Fähigkeiten sind bei Tieren nicht immer anzutreffen – sie sind unabdingbar für unsere Selbstidentität als Individuen und als Spezies Mensch. Beide bieten viele Vorteile, aber sie haben auch ihren Preis. Indem wir erinnern und planen, werden wir aus dem gegenwärtigen Augenblick gerissen, aus unserer direkten Erfahrung. Während ich meinen Plan für die nächste Woche mache, bemerke ich die Mücke an meinem Arm nicht, und sie sticht mich. Wenn wir planen, dissoziieren wir uns im Dienste eines übergeordneten Zweckes. Im Idealfall pendelt unsere Aufmerksamkeit immer wieder in die direkte Erfahrung hinein und aus ihr heraus, so daß wir von beiden Funktionen profitieren können. Verlieren wir uns jedoch zu sehr im Prozeß der Planung-Bewertung-Erinnerung, werden wir bald müde und suchen nach irgendeiner Form der Ruhe und Erholung (einer direkten, empirischen Sache), um unser Gleichgewicht wiederherzustellen. Wie viele von uns finden hierbei nicht das rechte Maß! Wenn wir den lieben langen Tag in direkter Erfahrung verbringen würden, wären wir wie die Kinder, und unsere Aufmerksamkeit würde immer zu dem wandern, was uns gerade anlacht. Mit dieser Verhaltensweise können wir kein Essen auf den Tisch bringen, und darum brauchen Kinder auch ständige Versorgung und Aufmerksamkeit.

Wir brauchen also beide Zustände. Verharren wir zu lange in dem einen oder anderen, wird uns anschließend eine hohe Rechnung präsentiert. Optimalen Gewinn erzielen wir durch das Hin- und Herpendeln zwischen beiden. Wie können wir dieses Pendeln bewußt optimieren? Wie bereits gesagt, finden wir zur direkten Erfahrung zurück, indem wir wieder „zu Sinnen kommen" und unsere Achtsamkeit auf das Hier und Jetzt lenken. Es gibt noch eine weitere Möglichkeit, uns zu besinnen und unsere Achtsamkeit zu bündeln, so daß wir unsere mentale Energie in angemesser Weise verausgaben. In der direkten Erfahrung spüren wir die Welt klar und deutlich. Der äquivalente Prozeß im Gehirn ist die Wahrnehmung.

Edmond Jacobson (1967) bezeichnete Wahrnehmung als bestimmtes Empfinden. Mit anderen Worten: Wahrnehmung ist das im Gehirn verarbeitete Empfinden. Sensorische

Signale wandern das Rückenmark hinauf bis ins Gehirn, wo sie mit unserem Erinnerungsschatz dahingehend verglichen werden, ob wir bereits eine solche Erfahrung gehabt haben. Naturgemäß kategorisieren wir einströmende Empfindungen in Begriffsrastern, damit die Welt nicht chaotisch wird. Wir müssen also nicht jedesmal, wenn wir eine Kartoffel in die Hand nehmen, einen umfangreichen Erkundungsprozeß einleiten, um zu erfahren, was das wohl sei. Wir vergleichen das Ding in unserer Hand ganz einfach mit der vorhandenen Kategorie *Kartoffel*, und es paßt: Kartoffel!

Mein Begriffsraster mit der Bezeichnung *Kartoffel* enthält noch viel mehr – nämlich alle die Dinge, die ich damit assoziiere. In meinem Raster finden sich auch Worte wie *köstlich, wächst unterirdisch, Pommes Frites* und *Kartoffelsuppe*. Andere Menschen mögen in ihrem Raster finden: *widerlich, zum Weglaufen, das Klumpenzeug, das ich an Weihnachten essen mußte*, und so weiter und so fort. Es ist ganz klar, jeder ordnet die Welt auf seine Weise.

Die Richtlinien für den Aufbau unserer Begriffsraster werden von unserer Familie, unserem Kulturkreis, unserer Religion und persönlichen Lebensgeschichte vorgegeben. Begriffsraster geben unserer Welt eine Ordnung; sie definieren und formen sie. Sie konditionieren uns für bestimmte Verhaltensweisen. Unsere Raster scheinen die Wirklichkeit zu repräsentieren, doch sie sind nur Schubladen zum Einordnen und Speichern von Informationen. Je nach dem gewählten Ordnungssystem sieht man die Welt entweder als ein feindliches Schlachtfeld oder als eine Lichtung im Wald. Wir können wirklich zu Sklaven unserer Kategorisierungen werden und uns hartnäckig gegen alle Informationen sperren, die ihrem Status quo widersprechen oder ihn durcheinanderbringen. Eine solche Aufmerksamkeitsverweigerung aber ist – wie wir bereits gesehen haben – das Kennzeichen jeglicher Sucht. Die vorhandenen Begriffsraster werden wichtiger als die direkte Beziehung zu uns selbst und zu unserer Umwelt.

Was können wir also tun, um Raster zu erzeugen, die Glück und Zufriedenheit in uns und anderen Menschen maximieren? Indem wir dem Rasterungsprozeß unsere Aufmerksamkeit schenken und bewußt darauf achten, wie wir unsere Kategorien bilden, bauen wir kognitive Strukturen auf, die uns dienlich sind und uns nicht überrollen. Die Meditation ist eine uralte Methode zur Erreichung der hierfür erforderlichen Zielgerichtetheit. Mein Mediationslehrer, Thich Nhat Hanh, hat einmal gesagt: „Alle Ansichten sind falsche Ansichten, doch da wir von Natur aus Ansichten haben, sollten wir entspannen und darauf achten, uns so genau wie möglich daran zu halten." Dann ließ er uns die „Sind Sie sicher?"-Methode praktizieren. Dabei geht es darum, über die Ansichten nachzusinnen, die man über sich selbst und die Welt hat, und sich anschließend die Frage zu stellen: „Bin ich sicher?" Diese Technik habe ich im letzten Jahr einem paranoiden Klienten vorgestellt. Er sollte sie im Rahmen zufälliger Kontakte mit Leuten auf der Straße zum Einsatz bringen und konnte auf diese Weise lernen, daß er im Prinzip gar nicht so sicher war, daß die Menschen ihm gegenüber Mißtrauen hegen. Mit der Zeit wurde er sich seines paranoiden Denkens bewußt und ließ seine Aufmerksamkeit abwechselnd nach innen und nach außen zu anderen Menschen pendeln. Dabei gelang es ihm, seine Gedanken von dem zu trennen, was die Menschen um ihn herum taten.

In den späteren Kapiteln werde ich auf weitere Techniken eingehen, wie wir unser Begriffsraster pflegen und es für neue Ideen und Informationen sowie den Datenrückfluß von anderen Menschen durchlässig halten können. Wenn wir unsere Aufmerksamkeit pendeln lassen, so ist das, als würden wir unsere Ansichten in frischem Wasser baden. Dadurch können wir unser Raster ständig mit neuem Rohstoff aus der direkten Erfahrung anreichern, so daß es sich anpassen, blühen und gedeihen kann. Auf diese Weise vermeiden wir eine allzu ausgeprägte Isolation, die unsere Sichtweise rigide werden läßt, und gehen übermäßiger

Fusion aus dem Wege, bei der unsere Ansichten mit allem und jedem verschmelzen, was gerade vor uns auftaucht. So stehen unsere Kategorisierungen in direktem Kontakt mit der Außenwelt und öffnen uns für eine wechselseitig konstruktive Beziehung.

Die folgende Abbildung veranschaulicht, wie der Prozeß der Rasterung vor sich geht. Er beginnt mit einem Ereignis, dem eigentlichen Stimulus. Dieser Stimulus hinterläßt einen Sinneseindruck, den wir noch in dem Augenblick beschreiben, in dem wir ihn wahrnehmen. Gesetzt den Fall, meine Freundin kommt zu mir nach Hause und lächelt mich und meinen Sohn an, während sie zur Tür hereinkommt. In der Beschreibungsphase müßte man eine Reihe von Etiketten vergeben, wie beispielsweise *die Mundwinkel gehen nach oben* und *an den Augen bilden sich Lachfältchen*. Sowohl mein Sohn als auch ich könnten berichten, das bemerkt zu haben, und wir beide würden das Wahrgenommene der Schublade *Lächeln* zuordnen. Nehmen wir weiter an, daß meine Schublade „Lächeln" eine Erinnerung an eine Freundin aus Kindertagen enthält, die mich immer dann anlächelte, wenn sie mir gerade etwas Böses ins Gesicht sagen wollte. Mein Sohn hingegen hat in seinem Fach „Lächeln" Erinnerungen, die mit Anerkennung und Freude in Verbindung stehen. Da nun jeder von uns auf sein persönliches Fach „Lächeln" zugreift, können die Erfahrungen differieren.

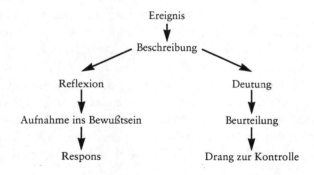

Jeder von uns interpretiert das Lächeln im Lichte seiner eigenen Vergangenheit. Ich nehme möglicherweise an, daß meine Freundin mich gleich kritisieren wird, und mein Sohn denkt, daß er ein paar schöne Momente mit ihr erleben wird.

Sobald wir interpretieren, vermischen wir unsere direkte Erfahrung und unsere Beschreibung davon mit unserer Vorgeschichte und gehen davon aus, daß diese Situation wie die damalige sein wird, der sie nach außen hin ähnelt. Es gibt aber auch eine andere Möglichkeit. Wir können unsere Achtsamkeit pendeln lassen und uns auf diese Weise zusätzliche Informationen beschaffen. Auf den vorbeschriebenen Fall bezogen, könnte dies geschehen, indem ich meine Freundin hereinbitte und mir bewußt werde, daß sie es ist und nicht meine Freundin aus der Kindheit. Auf diese Weise kann ich meine Raster sauber halten und mich unvoreingenommen auf den gegenwärtigen Moment einlassen. Dieser Vorgang wird als Reflexion bezeichnet. Mein Sohn kann ebenfalls reflektieren und damit die Erwartungshaltung vermeiden, daß man ihm Beachtung schenken und mit ihm spielen wird. Wir können zur Reflexion zurückfinden, selbst wenn wir schon zu deuten begonnen haben, indem wir auf die „Sind Sie sicher?"-Methode zurückgreifen.

Bin ich bei der Interpretation geblieben, so werde ich zwangsläufig zur Wertung übergehen. Es ist ein flinker Schritt vom Lächeln zur vermeintlichen Kritik und dem vorweggenommenen Zorn darüber, so behandelt zu werden. Eine Beurteilung beinhaltet eine Wertung – etwas ist gut oder schlecht. Im vorliegenden Fall stufe ich meine Freundin als schlecht ein. Mein Sohn higegen stuft sie als gut ein, sofern er bei seiner Interpretation bleibt. Auf etwas Gutes gehen wir gern zu, etwas Schlechtes hingegen möchten wir lieber wegschieben. Entweder wir ergreifen oder wir verwerfen. Unsere Freundin ist nicht länger unsere Freundin, sondern ein Objekt unserer Wünsche.

Bei oszillierender Aufmerksamkeit und gleichzeitiger Reflexion folgt als nächster Schritt die Aufnahme. Ich nehme meine Freundin neben der durch sie ausgelösten Erinnerung in mein Bewußtsein auf. Ich lasse diese beiden Ereignisse gleichzeitig in mir und in ihrer Einzigartigkeit zu. Mein Sohn nimmt unsere Freundin zusammen mit seinen Erinnerungen an Spaß und Anerkennung in sein Bewußtsein auf und kann sie dennoch als von diesen getrennt erleben.

Gewinnt stattdessen die Bewertung die Oberhand, wird mein letzter Schritt der Drang zur Kontrolle sein. Hat es den Anschein, daß meine Freundin mich auch jetzt kritisieren will, werde ich schon im voraus meine Schutzanlagen errichten. Dazu muß ich sowohl ihre als auch meine Erfahrung unter Kontrolle bringen, um das Negative, das ich nicht fühlen möchte, wegschieben zu können. Vielleicht entscheide ich mich für die Verteidigungsstrategie des Dachses. Ich könnte zu ihr sagen: „Nun, was willst du? Warum kommst du her?" Mein Sohn könnte sagen: „Du wirst doch mit mir spielen, nicht wahr?" Weder in dem einen noch in dem anderen Fall würde meine Freundin begrüßt, sondern lediglich von unseren Kontrollversuchen überrollt.

Aus der Aufnahme ins Bewußtsein hingegen kann eine Responshandlung erwachsen. Ich bitte meine Freundin herein. Und während wir zu plaudern beginnen und sie mich fragt, wie es mir geht, kann ich ihr schildern, welche Erinnerung ihr Lächeln in mir ausgelöst hat, nämlich die Erinnerung an jene Verletzung damals durch meine Freundin aus der Kindheit. Dann habe ich Gelegenheit, darüber zu sprechen und das Gefühl zu durchleben, um mich auf diese Weise selbst heilen und meiner Freundin spontan zuwenden zu können. In meinem Tun spiegelt sich die Genauigkeit meiner Erfahrung wider, und diese Art zu handeln ist immer eine Bereicherung für alle Beteiligten. Mein Sohn könnte uns bitten, mit ihm zu spielen, jedoch ohne uns den Zwang aufzuerlegen, mit ihm spielen *zu müssen*. In so einer erquicklichen und entspannten Atmosphäre kann Spielen eine großartige Idee sein.

Unser Körper und Geist werden sich verteidigen müssen, wenn es ihnen zur Gewohnheit geworden ist, das Steuer nicht selbst in Händen zu halten und sich Bedürfnisse nicht aktiv zu erfüllen. Wenn wir zu uns selbst finden, uns von uns selbst berühren lassen und mit uns selbst in direkten Kontakt treten, erfüllen wir allein dadurch unsere Bedürfnisse und schaffen Grenzen. Diese Grenzen können atmen und für den Pulsschlag des Lebens durchlässig bleiben. Das Leben wird Wirklichkeit und bekommt frischen Auftrieb, es wird nicht länger zur Reinszenierung dessen, was uns immer und immer wieder so begegnet ist. Wenn wir uns an einen unbefriedigenden und festgeschriebenen Lebensplan gewöhnt haben, brauchen wir spezifische Strategien, um das Knäuel zu entwirren und ein neues, erfüllenderes Kapitel des Buches aufzuschlagen.

4 Zum Körper zurückfinden
Der Bewegungszyklus

Warum nicht heute morgen aufwachen?
                                    Rumi

Auch die von Leuten wie Claudia Black, John Bradshaw, Charles Whitfield und Sharon Wegscheider-Cruse erstmals entwickelten traditionellen Suchtbewältigungsprogramme beinhalten allesamt das Zwölf-Punkte-Programm der Anonymen Alkoholiker (AA). Die darin verankerte Forderung nach absoluter Ehrlichkeit und Verantwortlichkeit für die eigenen Handlungen gilt uneingeschränkt für jede Form der Suchtbehandlung und für alle Mittel und Wege zur Wiedererlangung der Lebendigkeit. Ich habe einen Vier-Phasen-Plan entwickelt, den ich Bewegungszyklus nenne. Er greift auf verschiedene Aspekte bereits bestehender Bewältigungsstrategien zurück, integriert und erweitert sie. Im Rahmen des Bewegungszyklus lernen wir anhand von Erfahrungsbeispielen die Transformation eines Suchtverhaltens kennen und erfahren, wie aus dem unbewußten, unzulänglichen Bedürfnisersatz eine bewußte und zufriedenstellende Handlung werden kann. Wenn wir die einzelnen Phasen des Zyklus durchschreiten, wird unser Erwachen nicht auf den Morgen beschränkt bleiben – wir können für den Rest unseren Lebens erwachen und wach bleiben.

Der Bewegungszyklus ist ein ablauforientiertes Modell ohne spezifische Zweck- und Ergebnisbindung. Wer sich für die Reise im Zyklus entscheidet, bestimmt seine eigenen Zielsetzungen und Interessen. Dies wendet sich von vornherein gegen eine der ursprünglichen Wunden des Suchtverhaltens: Programme und Regeln, die uns in der Familie oktroyiert wurden, haben uns nämlich ganz anders werden lassen, als wir in Wirklichkeit sind. Der Bewegungszyklus ist das Produkt jahrelanger Beobachtung des natürlichen Heilungs- und Transformationsprozesses. Heilung und Wachstum scheinen bestimmten Bewegungsabläufen zu folgen, solange man nicht aktiv in sie eingreift, sondern sie sich selbst überläßt. Wir unterscheiden vier Phasen. Der erfolgreiche Abschluß der einen bringt jeweils die nächste hervor; die vierte Phase führt wiederum zur ersten, so daß der Zyklus auf einer tiefgründigeren Ebene neu beginnen kann.

Der Bewegungszyklus arbeitet nach dem gleichen Prinzip wie chinesische Handschellen – ein geflochtenes Bambusrohr, in das man beide Zeigefinger steckt. Will man die Hände zurückziehen, um die Finger herauszubekommen, zieht sich der Bambus zusammen und verengt sich dermaßen, daß die Finger erst richtig fest eingeklemmt werden. Schiebt man die Finger hingegen ganz sanft tiefer in das Rohr hinein, kann man sich mühelos befreien. Analog hierzu geht der Bewegungszyklus davon aus, daß der einzige Weg aus der Sucht heraus durch sie hindurch führt: durch die Gefühle, durch die Empfindungen, durch die alten Grenzen hindurch – weiter in den Körper hinein, der unser Zuhause ist. So kann der Bewegungszyklus eine Erfahrung des Heimkommens sein.

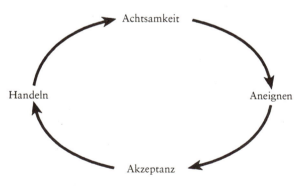

Der Bewegungszyklus

Die erste Phase des Zyklus heißt *Achtsamkeit*. Wie wir wissen, wird die Neigung zur Desensibilisierung als eines der Hauptmerkmale einer Sucht angesehen. Um dieses uralte Muster zu durchbrechen und aufzulösen, müssen wir dem Körper seine Wachheit und sein Empfindungsvermögen zurückgeben. Das ist ein Prozeß, der uns einerseits Angst einflößt, andererseits aber auch belebenden Charakter haben kann. Wenn wir uns erstmals wieder sensibilisieren, machen wir häufig vergangenes Leid nochmals durch. Es kommt jetzt vor allem darauf an, das Gefühl zuzulassen, es also zu akzeptieren statt es abzuschneiden. Dies ähnelt in gewisser Weise dem ersten Schritt des Zwölf-Punkte-Programms der AA, der uns das Bekenntnis zur Sucht abverlangt. In der ersten Phase des Bewegungszyklus stehen wir zu dem, was wir fühlen oder was wir uns bisher nicht fühlen ließen. Am Anfang steht ein rein physischer Prozeß: Empfindungen werden im Körper aufgespürt und gemeldet, um unser natürliches Gefühl dafür zu aktivieren, wann wir uns selbst Schaden zufügen. Und gerade dieses Gefühl ignorieren wir, wenn wir verhaßte Teile unseres Selbst abschneiden und uns einer Sucht hingeben. Stehen wir aber zu dem, was in unserem Körper vorgeht, so finden wir zu unserer Fähigkeit zurück, Freude zu empfinden. Auch die Wiedererlangung unserer Fähigkeit zur Selbstbelohnung ist in diesem Prozeß von zentraler Bedeutung. Die Achtsamkeit ist der Grundbaustein jeder direkten Erfahrung, die wir ja zurückgewinnen wollen.

Wie können wir die von Fritz Perls beschriebene „organismische Selbstregulierung" weiterentwickeln? Beginnen wir mit der sensorischen Achtsamkeit. Unsere Fähigkeit, physische Erfahrungen gefühlsmäßig zu durchleben und zum Ausdruck zu bringen, ist das A und O des Rückfindungs- und Genesungsprozesses, das Fundament für positives und befriedigendes Handeln in der Welt. Aussagen wie „In meinem Kopf dröhnt und hämmert es" oder „Meine Füße sind so schwer" sind Zeichen der Heimkehr, der Stärkung und der Wiederaneignung unseres faßbarsten Selbst. Sie sind sozusagen der Treibstoff für unsere transformative Reise.

Die zweite Phase nenne ich *Aneignen*. Es geht in dieser zweiten Phase darum, die ganze Wahrheit über die eigenen Erfahrungen zu sagen, und alles, was im eigenen Inneren geschieht, als etwas anzusehen, das man sich selbst geschaffen hat. Wir tendieren dazu, uns von unseren Erfahrungen dadurch zu distanzieren, daß wir sie einfach leugnen oder auf andere projizieren. Daraus erwachsen Schuldzuweisungen, Entschuldigungen und Rechtfertigungen, und diese wiederum berauben uns der Kraft, die wir brauchen, um Verletzungen ausheilen zu lassen. Süchtigen wird nachgesagt, sie seien die besten Lügner und Heimlichtuer der Welt, und das hauptsächlich deswegen, weil sie nur mit solchen Strategien den Suchtprozeß überhaupt in Gang halten können. Anne Wilson-Schaef geht sogar soweit mit ihrer Definition, daß sie alles, was uns zum Lügen verleitet, als Sucht bezeichnet. Die Wahrheit zu sagen bedeutet, Verantwortung für die eigene Erfahrung zu übernehmen. Mit anderen Worten, wir sind einhundert Prozent verantwortlich für das, was wir im Augenblick fühlen und tun. Wenn wir die hundertprozentige Verantwortung für unsere jetzige Erfahrung übernehmen und sie nicht mit einer Verletzung aus unserer Kindheit (für die wir nicht verantwortlich sind) verwechseln, werden wir wieder stark genug, um Dinge anders zu machen. Solange wir anderen die Verantwortung dafür geben, wie wir uns fühlen oder was uns passiert, geben wir ihnen auch Macht über unsere Lebendigkeit schlechthin; und um uns lebendig zu fühlen, müssen wir sie unsererseits kontrollieren. Das Übernehmen von Verantwortung durchtrennt das Band der Co-Abhängigkeit. Wir müssen die Wahrheit sagen, um mit dem urpsrünglichen Schmerz unerfüllter Bedürfnisse in Berührung zu kommen und unsere Fähigkeit zur Selbstregulierung wiederherzustellen.

Verantwortung für unsere Erfahrung zu übernehmen, entspricht dem vierten, fünften, achten, neunten und zehnten Schritt des AA-Programms; das heißt, wir machen eine moralische Bestandsaufnahme von uns selbst, geben unsere Fehltritte zu und arbeiten an ihrer Wiedergutmachung. Auf der körperlichen Ebene ist dieser Prozeß mit der Fähigkeit verbunden, ein Gefühl nicht nur *zu haben*, sondern es *zu durchleben*, damit es uns bewegen kann. Indem wir voller Neugier bei einer Empfindung bleiben, anstatt sie „abzuwürgen", bekommen wir Zugang zu unserer Gabe, uns von ihr informieren und wandeln zu lassen. Wir treffen auf unseren grundlegendsten und kreativsten Respons: Unser Körper kann sich völlig frei, bedingungslos und uneingeschränkt durch das Gefühl hindurchbewegen. Dieses Wiedererwecken unserer Kreativität erwächst aus der Übernahme der Verantwortung für unsere Erfahrung, aus dem Bekenntnis zu der Grundfeststellung: „Ich bin es, der das gerade fühlt oder tut."

Was passiert in der Phase des Aneignens in unserem Körper? Das Fehlen von Grenzen oder ihre Unzulänglichkeit ist wohl der Hauptgrund, warum wir unfähig sind, Verantwortung zu übernehmen. Wie wir wissen, erzeugt jedes Bedürfnis einen Energieschub im Körper. Dieser kann nur aufgelöst werden, wenn man ihm ein Behältnis oder eine Begrenzung bietet. Wenn wir ein Kleinkind hochnehmen und im Arm halten, geben wir ihm damit eine Grenze der Liebe, Wärme und Geborgenheit. Diese Handlung der Bezugsperson ist ein Grundrespons, der dem Kind zeigt, daß es da jemanden gibt, der auf sein Bedürfnis nach Geborgenheit eingeht. Werden Bedürfnisse nicht durch eine solche Grenze befriedigt, schießt die Körperenergie ständig weiter nach außen in den Raum. Vor dieser Art ungebundener Energie fürchtet man sich zunächst – ein Gefühl ähnlich dem freien Fall von einer Klippe durch die Leere des Raumes. Wenn meine Patienten diesen Zustand der ungebundenen Energie in der Therapie nochmals durchleben, berichten sie mir nachher fast ausnahmslos davon, wie sie das Gefühl hatten, gleich sterben zu müssen. Um diesem ungebundenen Gefühl im Körper zu entgehen, flüchten sich die Menschen in Sucht und Abhängigkeit. Bewegungszwänge, süchtiges Verhalten, liebgewonnene Glaubenssätze oder der Konsum von Substanzen mit Suchtpotential – das alles vermittelt uns eine Art sensorischer Grenze.

In der Bewegungstherapie lernen wir, die Phase des Aneignens so zu erleben, daß wir die natürlichen inneren Grenzen des Körpers und dessen Abläufe spüren und die Energie darin binden. Dazu müssen wir eine Empfindung zur Emotion werden lassen und bereit sein, diese Emotion in ihrer ganzen Dimension zu fühlen. Um das zu bewerkstelligen, müssen wir üben, unseren Körper zum Gefäß für Gefühle werden zu lassen. In dieser Phase müssen wir wieder lernen, unserem Körper zu vertrauen. Wir machen die Erfahrung, ein Gefühl von Anfang bis Ende durchleben zu können und es nicht nur zu überleben, sondern uns hinterher sogar viel lebendiger zu fühlen. Wir spüren tatsächlich unsere Grenzen in der sicheren Gewißheit, daß unsere eigenen Gefühle in unserem Inneren, die Gefühle der anderen aber außerhalb von uns stattfinden. Um Co-Abhängigkeiten zu bewältigen, müssen wir den Unterschied zwischen unserer eigenen Bewegungsenergie und der Bewegungsenergie anderer Menschen spüren und dennoch unsere eigenen Grenzen bewahren. In dieser Phase arbeitet der Klient oftmals daran, sich physische Begrenzungen, Abgrenzungen und Strukturen zu schaffen.

In der dritten Phase haben wir es mit der *Akzeptanz* zu tun, die sich schwerpunktmäßig mit unseren Grundprägungen der Scham und des Versagens befaßt. Das Schamgefühl ist in unserem Körper in verschiedenen Formen präsent. Erstens zeigt es sich in Form eines mangelnden Körperbezugs, der sich wiederum auf unsere Fähigkeit auswirkt, den Körper oder dessen Abläufe präzise wahrzunehmen. Wir kritisieren seine Größe, Form oder Leistungsfähigkeit. Wir betrachten ihn als etwas Lästiges, das wir mit uns herumschleppen, etwas, das uns herunterzieht. Als zweites kommt der Eindruck der Unzulänglichkeit hinzu, der sich immer wieder in bestimmten Teilen des Körpers einnistet, und Ursache für Anspannung, Desensibilisierung, Verletzung und Krankheit ist. Das sexuelle Schamgefühl ist in der Regel im Becken zu Hause. Ohnmachts- und Hilflosigkeitsgefühle lassen unsere Brust einsinken. Auch Kopfschmerzen, Halskratzen und Magenschmerzen können ein spezifischer Ausdruck von Scham sein. Schließlich kommt als drittes und sicherlich wichtigstes der Mangel an Selbstliebe hinzu, der unsere Atmung beeinträchtigt. Indem wir unsere Atmung einengen, berauben wir uns der Fähigkeit zu fühlen und schützen uns gleichzeitig gegen unverarbeitetes Leid oder eine uns bedrohlich erscheinende Freude.

Tiefes Atmen schafft Raum in unserem Körper, damit neue Eindrücke aufsteigen können; es liefert sozusagen den Sauerstoff, den wir alle brauchen, um lebendiger zu werden. Damit wird gleichzeitig ein Gefäß für unsere Gefühle geschaffen, in dem sie gehalten werden und sich entfalten können. Lenken wir unseren Atem in ein Gefühl hinein, so übernehmen wir allein durch diesen Akt die Verantwortung für eine Erfahrung, die wir selbst erzeugt haben und die uns niemand aufgezwungen hat. Mit der tiefen Atmung schaffen wir sowohl die zur Entfaltung und zum Durchleben eines Gefühls erforderlichen Grenzen als auch den Raum, um es auszudrücken und vollständig zum Abschluß zu bringen. Sie installiert ein neues Programm der Liebe, wo zuvor nichts als Mangel herrschte.

Auf der körperlichen Ebene bedeutet Akzeptanz, in aufsteigende Gefühle jedweder Art hineinzuatmen, unserem Körper zu gestatten, sich voll und ganz im Einklang damit zu bewegen und dem sich daraus entfaltenden Reigen gegenüber eine nichtwertende, liebende Haltung einzunehmen. Keine Erfahrung ist besser als eine andere; nur die gegenwärtige Situation zählt, und sie ist es, die unsere bedingungslose Aufmerksamkeit verdient. Das lateinische Wort für Atem ist *spiritus* mit der Mehrfachbedeutung von Hauch und Geist. In der Phase der Akzeptanz fordern wir unsere Geistigkeit, also unsere Spiritualität, zurück – unser Empfinden, daß Gott Liebe ist und daß unsere Aufgabe darin besteht, Liebe, in der Liebe, voller Liebe und für die Liebe zu sein. Ein auf Spiritualität ausgerichtetes Genesungskonzept durchdringt das Zwölf-Punkte-Programm der AA, und die Rückfindung zur Liebe beginnt mit der Liebe zu unserem eigenen Körper.

In der Phase der Akzeptanz gewinnen wir die Liebe zurück. Sucht wurzelt in der Versagung von Liebe, und wir müssen nicht nur unsere Verletztheit darüber verwinden, sondern auch wieder lernen, der Liebe eine neue Chance zu geben. Zunächst müssen wir uns selbst wieder liebend annehmen, und erst dann können wir lernen, auch unseren Nächsten wieder zu lieben. Das Wichtigste in diesem Lernprozeß ist die Fähigkeit, sich einzulassen und zu verpflichten, ähnlich des bei den Anonymen Alkoholikern praktizierten Konzepts des Sich-Einbringens. Indem wir unsere Verpflichtung zur Liebe über alles andere stellen, geben wir unsere Loyalität zu den Haltungen, Standpunkten, Glaubenssätzen und Verhaltensweisen auf, die uns die Liebe im Leben abziehen – mit anderen Worten, wir erlernen die Fähigkeit zur bedingungslosen Liebe.

In der Phase der Achtsamkeit müssen wir für die direkte Erfahrung über unsere Sinne erwachen. In der Phase des Aneignens geht es darum, diesen Wachzustand durch alle sich einstellenden Gefühle hindurch aufrechtzuerhalten. Akzeptanz findet dann statt, wenn wir das Gefühl durchlebt und zum Abschluß gebracht haben und bereit sind, es loszulassen. Es hat alle Fasern unseres Seins durchströmt und uns verwandelt; jetzt können wir unseren Körper entspannen und es gehenlassen. Wir machen unseren Körper von diesem Gefühl leer und ermöglichen dadurch der Liebe, wieder Einzug zu halten.

Die letzte Phase der Genesung ist die des Handelns. Sie beginnt, wenn wir in der Lage sind, uns selbst auf Dauer kritiklose und liebevolle Aufmerksamkeit entgegenzubringen. Mit dieser Fähigkeit können wir frohen Mutes in die Welt hinausgehen, in eine Welt, in der unsere Gegenwart zur Kraft für eine positive Veränderung aller Dinge wird. In der Phase des Handelns wollen wir der Welt nach den gleichen Prinzipien von Wachheit, Verantwortlichkeit und Akzeptanz begegnen, die wir im Umgang mit uns selbst verwirklicht haben. Im Körper entsteht daraus eine auf Kommunikation ausgerichtete Form der Bewegung. In der Therapiesitzung kann sich das darin manifestieren, daß der Patient während des Sprechens tief durchatmet oder seine neuentdeckten Empfindungen und Ausdrucksformen in die Tat umsetzt, sei es, indem er zum Wandern geht, mit anderen redet oder sich auf seine Mitmenschen zubewegt. Damit wird sichergestellt, daß der vollzogene Wandel auch im täglichen Leben und in unseren Beziehungen verankert wird. Dies entspricht dem zwölften Schritt des Zwölf-Punkte-Programms – dem Schritt, bei dem wir unserem Erwachen Taten folgen lassen und unsere Botschaft an unsere Mitmenschen überbringen. Wir führen hier gewissermaßen unseren Körper aus – auf das Tanzparkett des Lebens.

Der Phase des Handelns liegt die Theorie zugrunde, daß Veränderung nur dadurch Wirklichkeit und Liebe nur dadurch bedeutungsvoll werden kann, daß sie in der Welt manifest werden. Um zu neuer Achtsamkeit zu finden oder einen neuen Bewegungszyklus einzugehen, müssen wir die erreichten Veränderungen außerhalb von uns selbst in die Praxis umsetzen. Das Handeln macht uns zu Produzenten und nicht nur zu Konsumenten in der Welt, wie Gay Herdricks es einmal formulierte.

Die vier Phasen des Bewegungszyklus bilden eine Abfolge, die Genesung, Heilung und Transformation auf allen Ebenen des Seins möglich werden läßt – der physischen, emotionalen, kognitiven und spirituellen. Die Phasen treten sowohl im Rahmen von Einzelerfahrungen als auch im gesamten Genesungsprozeß auf. Im ersteren Fall kann der Zyklus damit beginnen, daß man über eine Angelegenheit spricht, während man gleichzeitig beobachtet, was im Körper vor sich geht, und die Empfindungen und die Art des Erlebnisses beschreibt. Dann können wir uns auf die Erfahrung selbst konzentrieren, ihr Raum zur Vertiefung und Entfaltung zugestehen und die ganze Zeit über bei der Wahrheit bleiben. Während uns die Erfahrung durch die unerforschten Wasser der von uns zum Ausdruck gebrachten Gedanken, Gefühle und Eindrücke trägt, die es abzuschließen gilt, wissen wir vielleicht die in der Selbstregulierung schlummernde Kraft der Bedürfnisstillung zu schätzen und können uns nunmehr jedem Winkel unseres Seins zuwenden. Wir können sodann die neu gewonnen Einsichten nach außen tragen und sie im Umgang mit unseren Mitmenschen praktisch umsetzen.

Der Bewegungszyklus kann in der Therapie etwa wie in folgender Sitzung ablaufen, die ich hier kurz wiedergeben möchte: Sie fand im *Addictions Recovery Center [Zentrum zur Bewältigung von Süchten]* in Boulder, Colorado/USA statt, an dem ich mehrere Jahre unterrichtet und gearbeitet habe. Meine Klientin war eine genesende Alkoholikerin, drei Monate nach dem Entzug. Wir arbeiteten damals bereits seit einem Monat zusammen, ich kannte ihre Vorgeschichte, hatte ihr das tiefe Atmen beigebracht und sie damit vertraut gemacht, unbedingt auf die Empfindungen ihres Körpers zu achten.

An jenem Tag kam sie ziemlich aufgewühlt in die Sprechstunde und redete wie ein Wasserfall. Dabei eröffnete sie mir, daß ihr Chef ihr angedroht habe, sie zu entlassen, wenn sie noch ein einziges Mal morgens zu spät käme.

Sie erging sich in einer Litanei von Beschwerden über den Mann, die im Grunde nur darauf hinausliefen, daß er ein Nazi-Scherge sei, der die vielfältigen Probleme und Belastungen in ihrem Leben überhaupt nicht wahrnähme, sondern sie immer nur in dem Augenblick beachten würde, wenn sie auftauche; die Arbeit sei ohnedies langweilig, und im übrigen sei ihr Chef alles andere als ein Engel, denn er würde seine Angestellten fortwährend belügen und betrügen. Es schien, als wolle sie endlos so weiterschimpfen und -jammern, und ich fühlte, wie ich allmählich merklich ungehalten wurde, und mich langsam fragte, wann sie denn wohl aufhören würde.

Mir fiel außerdem auf, daß sie abwechselnd die Schultern hob und senkte, während sie ihrem Ärger Luft machte – eine Art Achselzucken, dessen sie sich gar nicht bewußt war. Als sie einen Moment lange innehielt, bat ich sie, einmal zu sich selbst zu kommen und sich zu fragen, was sie im Augenblick fühle. Zuerst war sie nicht bereit dazu. Sie beschwerte sich, daß ich ihr nie zuhören und immer nur über ihren dummen Körper mit ihr sprechen wolle. Ich versicherte ihr, daß dies in vielerlei Hinsicht zuträfe. Ich war nicht in erster Linie an ihren Geschichten interessiert, sondern wollte die Stimme ihres essentiellen Selbst hören, die unter dem Schwall von Worten unterzugehen drohte. Sie machte eine Pause, ihre Augen weiteten sich und füllten sich langsam mit Tränen. Dann schloß sie die Augen und sagte, sie habe Herzrasen, fühle Zorn und Scham in sich aufsteigen und würde am liebsten losheulen. Ich registrierte, daß ihre Schultern währenddessen leicht eingesunken waren und sich die ganze Zeit über auf- und abbewegten.

Ich forderte sie auf, eine Weile still zu sein und nur noch darauf zu achten, was sie fühle, und zwar insbesondere in den Schultern. Sie schloß erneut die Augen und lenkte ihre Aufmerksamkeit nach innen; dabei bemerkte sie, daß sie im oberen Rückenbereich völlig verspannt war. Dann bat ich sie, diese Verspannung noch zu verstärken und zu sehen, was dann passieren würde. Als sie dies tat, zog sie die Schultern nach vorn hoch. Ich ermutigte sie fortzufahren und darauf zu achten, was sie bei dieser Schulterbewegung empfand. Bereits nach ein paar Minuten begann sie zu schluchzen, legte die Hände vors Gesicht und sackte in ihrem Stuhl zusammen. Als sie sich ausgeweint hatte, berichtete sie mir von einer Erinnerung aus ihrem achten Lebensjahr. Sie kauerte damals vor ihrem Vater, der sie anbrüllte und mit der Hand ausholte, um ihr ins Gesicht zu schlagen. Sie hatte versucht, ihr Gesicht zu schützen, indem sie die Schultern hochzog. Als sie sich an diesen Vorfall erinnerte, schluchzte sie noch inbrünstiger und weinte etwa zehn Minuten lang. Nachdem sie sich schließlich wieder beruhigt hatte, standen wir auf und umarmten uns lange.

Dann setzten wir uns wieder und ich erkundigte mich, ob die Konfrontation mit ihrem Chef in irgendeiner Form mit dieser Erinnerung zusammenhinge. Sie bejahte dies und meinte, daß es für sie so gut wie unmöglich sei, Kritik von jemandem anzunehmen; sie habe dann immer das Gefühl, ihr Vater stünde wieder vor ihr und wolle sie schlagen. Auf meine Frage, wie häufig sie sich solchermaßen kritisiert fühlte, antwortete sie: „Oft."

Ich fuhr fort: „Heißt das, daß Sie auch oft etwas falsch machen?"

Ihre Augen wurden wieder weit, und sie fuhr mich an: „Also schon wieder!" Doch diesmal konnte sie dabei lachen. Mir fiel auf, daß ihre Schultern viel entspannter waren. Wir ließen die Sitzung ausklingen, indem ich sie einige Minuten lang tief durchatmen ließ, damit sie die Veränderung in ihrem Körper richtig empfinden konnte. In den darauffolgenden Sitzungen gingen wir der Frage nach, wie es dazu kam, daß sie immer kritisiert wurde, um die einzigen Gefühle wiederaufleben zu lassen, die ihr vertraut vorkamen, nämlich Verletzung und Scham.

Der vorbeschriebene Sitzungsverlauf ist beispielhaft für eine Durchbruchserfahrung bei einem stark abhängigen und süchtigen Menschen. Er veranschaulicht auch, wie die Prinzipien des Bewegungszyklus greifen. Innerhalb des Bewegungszyklus gibt es fünf Absichten und fünf Maßnahmen. Die fünf Absichten lauten:

1. umsorgen
2. unterstüzten
3. herausfordern
4. spiegeln
5. Raum geben

Uns selbst zu umsorgen, bedeutet, daß wir alles für uns tun, was man im Idealfall nach unserer Geburt für uns getan hätte, nämlich uns zu begrüßen, uns zu bejahen, uns willkommen zu heißen und uns zu lieben. Dies fehlt uns offensichtlich im Umgang mit der Welt, wenn wir uns vor unserer direkten Erfahrung verschließen. Umsorgtwerden ist ein Grundbedürfnis, das die Therapie auf sehr direkte und konkrete Art und Weise erfüllt. Meiner Klientin aus dem obigen Beispiel vermittelte ich den Eindruck des Umsorgtwerdens dadurch, daß ich sie umarmte und mir ihre wahren Gefühle anhörte.

Unterstützung hat etwas mit Gehaltenwerden und Verbundensein zu tun und auch damit, ein Gefäß zu haben, in dem sich unsere Gefühle entfalten können. Der Therapeut kann insofern Unterstützung bieten, als er die Gefühle seines Klienten in unverzerrter Weise zuläßt. Indem ich Ruhe bewahrte und den Zorn meiner Klientin nicht persönlich nahm, konnte ich sie unterstützen.

Herausfordern ist eine anspruchsvolle Aufgabe. Man muß die Fähigkeit besitzen, den Wall von Unrat zu durchbrechen, ohne aggressiv oder gar handgreiflich zu werden. Im Klartext heißt das, daß wir unseren Klienten nicht gestatten dürfen, ihren Süchten vor unseren Augen zu frönen. Im vorbeschriebenen Fall habe ich meine Klientin wegen ihres ununterbrochenen Redeschwalls herausgefordert. Er war

Ausdruck ihrer Sucht, sich aus dem Körper wegzustehlen und sich in Nichtverantwortung und Verleugnung zu flüchten. Die Herausforderung ist ein wichtiger Schachzug zur Durchbrechung des Suchtprozesses.

Beim Spiegeln geben wir als Therapeuten oder Freunde das zurück, was wir sehen und hören, damit unser Gegenüber sich so sehen kann, wie es sich gibt. Das Problem dabei ist, daß uns fast nie jemand sein ganzes Gesicht zeigt. Es ist halb hinter einer Maske versteckt, die den Blick nur auf das freigibt, was man uns sehen lassen will, um unseren Gefallen zu erregen. Unsere Aufgabe besteht darin, genauer hinzuschauen und das, was man vor uns verborgen hält, ebenso zurückzuspiegeln wie das, was man uns bewußt zeigt. Spiegeln hat etwas mit Genauigkeit zu tun, mit der Wahrnehmung des Ganzen, ohne Wenn und Aber und ohne jegliche Verzerrung. Indem ich meine Klientin auf ihre hochgezogenen Schultern hinwies, konnte sie das ganze Bild ihrer durchgemachten Erfahrung ans Licht bringen; es gelang ihr, daraus zu lernen und es nicht als eine Wiederholung des Altvertrauten zu erleben.

Schließlich und letztlich muß man uns Raum geben, damit wir in unserer direkten Erfahrung bleiben können, ohne daß sich ein Therapeut oder Freund einmischt. Oftmals genügt einfaches Schweigen, das uns Gelegenheit gibt, uns unsere eigenen Erfahrungen zuzugestehen und ein greifbares Gespür dafür zu entwickeln, daß wir Herr über unsere Gefühle sind. Indem ich da war und ihr Zeit ließ, mir von ihren Empfindungen zu berichten, gab ich ihr Raum, um ihren Weg zur Essenz zu finden.

Die fünf Maßnahmen sind:

1. wiederholen
2. kontrastieren
3. verstärken
4. spezifizieren
5. verallgemeinern

Diese fünf Maßnahmen werden je nach den momentanen Erfordernissen im therapeutischen Prozeß eingesetzt. Sie beschleunigen das Voranschreiten im Bewegungszyklus. Zunächst kann ich einen Klienten bitten, etwas zu wiederholen. Das gibt ihm ganz einfach die Gelegenheit, aufzuwachen und sich bewußt zu werden, was er bisher unbewußt getan hat. Als ich meine Klientin aufforderte, ihr Achselzucken zu wiederholen, konnte sie sich eingehend damit befassen.

Kontrastieren bedeutet, das Gegenteil von etwas zu tun. Bewegungsindikatoren sind oft der Versuch, vor etwas zu flüchten. Durch eine kontrastierende Bewegung können wir auf das zugehen, was wir so tunlichst vermeiden wollten. Als Beispiel möchte ich einen meiner persönlichen Indikatoren anführen: Ich reibe gern mit dem Zeigefinger gegen den Daumen. Als ich einmal das Gegenteil tat und beide Finger auseinanderstreckte, kam ich mit einem erschreckenden Gefühl von Furcht in Kontakt, ähnlich dem, das sich vielleicht einstellt, wenn wir die Hände hochnehmen, um einen Angriff abzuwehren.

Verstärken bedeutet, die Lautstärke unseres inneren Radioapparates aufzudrehen, so daß wir die Worte zur Musik hören können. Als ich meine Klientin bat, das Hochziehen der Schultern zu verstärken, konnte sie auf einmal die Stimme hören, mit der ein höherer Teil ihres Selbst zu ihr sprach. Durch Verstärkung lassen wir die überbrachte Botschaft so laut werden, daß sie nicht mehr zu überhören ist.

Mit der Verallgemeinerung übertragen wir eine Erfahrung, die ursprünglich auf einen Teil begrenzt war, auf das Ganze. Im Körper kann sich das etwa so manifestieren, daß aus einem Augenzwinkern ein Zusammenkneifen von Augenbrauen und Mund, ein Ballen der Fäuste und ein Einziehen der Brust wird, um auf diese Weise die zugrundeliegende Emotion erträglich zu machen. In der obigen Sitzung kam es zur Verallgemeinerung dadurch, daß ein

Ereignis verbal zurechtgestutzt wurde, um es in die zwanghafte Fixierung auf Scham und Verletzung einzupassen.

Spezifizieren ist das Gegenteil der Verallgemeinerung. Manchmal fühlen wir Dinge nur ganz allgemein; sie liegen sozusagen im Dunst, sind vage und schwer beschreibbar. Mit Hilfe der Spezifikation erhalten wir ein klares Bild des betreffenden Gefühls. Das kann etwa so aussehen, daß ich einen Klienten bitte, mir einmal mit einer Geste vorzumachen, wie sich sein allgemeines Gefühl für ihn darstellt. Als ich beispielsweise vor ein paar Monaten einen Klienten aufforderte, mir einmal mit der Hand zu zeigen, was das für ein Gefühl in seinem Bauch sei, machte er eine wellenartige Geste. Diese erinnerte ihn sogleich an seine Kindheit, als er auf dem Schoß seiner Mutter geschaukelt wurde. Dieses Bild half ihm, Zugang zu den zärtlichen Gefühlen zu bekommen, die er für seine Freundin hegte.

Die fünf Absichten und die fünf Maßnahmen geben uns das notwendige Rüstzeug, um den Bewegungszyklus in Gang zu halten. Durch die Betonung des Körperlichen ermöglichen sie uns, aktuelle und spontane Erfahrungen zu nutzen, um unser inneres Leben zu vertiefen und uns auf den Weg der Selbsterkundung zu bringen.

Die Herausforderung bei der Genesung von einer Drogensucht besteht darin, lebendig zu bleiben und keinem anderen ein Leid anzutun. Während wir auf eine lebensbejahende Rückfindung und Genesung hinarbeiten, werden wir mit einer weiteren Herausforderung konfrontiert, der des Glücklichseins. Gay und Kathlyn Hendricks sprechen in diesem Zusammenhang vom „Problem der oberen Grenzwerte". Was uns an unserem lebenseinschränkenden Status festhalten läßt, ist vielfach nicht so sehr das ungelöste Trauma, sondern lediglich die Überzeugung, nicht allzu glücklich, allzu froh, allzu erfolgreich, allzu begeistert oder allzu aufgewühlt sein zu dürfen. Es sind in erster Linie unsere Familie und unser kulturelles Umfeld, die uns mehr oder weniger vorschreiben, „wieviel" uns von allem zusteht. Wenn Sie, wie ich, das zweifelhafte Vergnügen hatten, in einem römisch-katholischen Elternhaus aufzuwachsen, haben Sie vermutlich einen Grenzwert mitbekommen, der besagt, wieviel Sexualität gut für Sie ist und ab wann sie etwas Ungehöriges ist. Schlau und raffiniert zu sein, war in meiner Familie absolut in Ordnung, doch wollüstig zu sein, wurde nicht akzeptiert. In den meisten Fällen merken wir nicht einmal, wie sehr wir uns durch das, was man uns beigebracht hat, beschränken. Wir gehen einfach davon aus, daß die Welt eben so ist. Also wenden wir uns den Süchten zu, um uns auf diese Weise auf den „Boden der Tatsachen" zurückzuholen, den Boden der vertrauten, vorbestimmten Grenzwerte für unsere Energie und Lebendigkeit. Wenn wir nach dem Motto „Alles lief prima, bis *das* passierte... Siehst du! Da haben wir es..." leben, halten wir im Prinzip schon zwanghaft an unserem lebenseinschränkenden Status quo fest. Das gleiche gilt für die Neigung, immer dann einen Fehler zu machen, wenn gerade einmal alles glattläuft, oder auch für das plötzliche Auftreten von mysteriösen Kalamitäten in Momenten, in denen wir uns gerade einmal so richtig wohlfühlen könnten.

Eine der wichtigsten Unterscheidungen, die ein Drogenabhängiger für sich selbst treffen lernen muß, ist die zwischen Freude und Sich-selbst-Verlieren. High zu sein, verleiht ein Gefühl der Stärke, weil es der Freude so ähnelt – es glänzt gewissermaßen wie Katzengold. In unserem Gehirn werden bei Freude Endorphine freigesetzt, jene Botenstoffe, die uns ein Gefühl angenehmer und wohltuender Gelassenheit vermitteln. Drogen mit Suchtpotential hingegen saugen und zehren die Endorphine aus. Das kann zu einer permanenten Schädigung des Gehirns führen, wodurch die Fähigkeit zur weiteren Produktion von Endorphinen stark eingeschränkt wird beziehungsweise völlig zum Erliegen kommt. Langzeitsüchtige brauchen oftmals Jahre, um die gesunde Produktion von Endorphinen wiederherzustellen. Das dürfte auch ein Grund dafür sein, warum der Genesungsprozeß bei solchen Menschen lange Zeit auf wackeligen Beinen steht. Abhängige berichten immer wieder, daß sie das Gefühl des „High-Seins" wohl am meisten vermißt haben. Deshalb ist es von so zentraler Bedeutung, daß mit der Genesung nicht nur eine Enthaltung von selbstzerstörerischen Neigungen verbunden ist, sondern gleichzeitig eine Bejahung der Freude und der Fähigkeit zum Glücklichsein.

Der Bewegungszyklus überspannt den gesamten Genesungsprozeß – von den Abgründen des Todes bis hin zu den Pforten des Himmels. Er ist den natürlichen Abläufen des Organismus nachempfunden und berücksichtigt dessen optimale, vor Leben strotzende Funktionsweisen. Ein ganzer Zyklus kann drei Minuten oder drei Jahre dauern. Wir befinden uns alle gleichzeitig in vielen verschiedenen Bewegungszyklen, von denen ein jeder seinen eigenen Rhythmus hat; dennoch sind sie alle untereinander und mit unserer Welt verbunden.

PENETRATION UND ABSORPTION

Wenngleich ein jeder von uns entweder in einen männlichen oder in einen weiblichen Körper hineingeboren wurde, tragen wir immer sowohl maskuline als auch feminine Anteile in uns; uns allen wohnt die Fähigkeit und das Verlangen inne, das Leben zu penetrieren und zu absorbieren. Carl Gustav Jung bezeichnete das maskuline Prinzip bei der Frau als *animus* und das feminine Prinzip beim Mann als *anima*. Die östlichen Philosophien sprechen hier von Yin und Yang. Aus der Anatomie der beiden Geschlechter läßt sich eine treffliche Metapher für unsere eigentlichen Lebensaufgaben herleiten, und diese sind der Motor des Bewegungszyklus.

Eines unserer Hauptziele ist die Penetration. Das Lexikon gibt als erstes Synonym zu penetrieren „physisch in etwas eindringen". Unsere Aufgabe besteht darin, in das Leben hineinzublicken, uns selbst darin zu verankern und ganz und gar in es einzudringen. Hin und wieder sprechen wir von einem penetranten, einem durchdringenden Blick, wenn wir das Gefühl haben, die Augen unseres Gegenübers könnten in uns hineinschauen, in unsere Essenz, hinter unsere Masken. Wenn wir etwas gedanklich durchdringen, verstehen wir es vollständig. Wenn ein Mann seine Geliebte penetriert, gibt er buchstäblich seinen Körper in den ihren. Er tut das, weil das Leben es so will. Das Leben will, daß wir in ihm sind. Das ist unsere Aufgabe, der Sinn unseres Daseins: tief in das Leben zu schauen und es zu erkennen.

Wenn wir zögern, in das Leben einzutauchen, verarmen wir und lassen die Welt verkümmern. Wir können nicht Liebender oder Geliebte in der Welt sein und gleichzeitig Außenstehender bleiben. Wie in der männlichen Anatomie, erfordert die Penetration eine gewisse Festigkeit, um geschehen zu können. Wir konzentrieren uns und führen uns, wir durchfluten unseren Körper mit Energie, um aktiv ins Leben zu treten. Sind wir zu ängstlich oder unwillig zu penetrieren, insbesondere mit unseren Sinnen, so beschränken wir uns in unserer Lebendigkeit und Lebensfreude.

Ein weiterer biologischer Auftrag besteht darin, Leben zu absorbieren, es in uns hineinzulassen, auf daß wir ein Teil von ihm werden. Im Lexikon steht zu absorbieren: „physisch in sich aufnehmen" oder „in Anspruch nehmen". Absorption erfolgt zunächst über die Sinne, durch unsere Bereitwilligkeit, aus dem Sinneseindruck eine Wahrnehmung werden zu lassen. Um zu absorbieren, müssen wir weich werden und zulassen, daß wir vom Leben durchdrungen werden. Wie in der weiblichen Anatomie öffnen wir uns und nehmen in uns auf. Wenn wir keine Absorption wollen, müssen wir hart werden, um das

Leben außen vor zu halten. Wir schränken unsere Lebendigkeit dadurch ein, daß wir uns anspannen und uns gegen das Leben wehren. Das Leben fordert jedoch, daß wir es hereinlassen.

Häufig kommt es vor, daß wir von unserer Umwelt etwas verlangen, das wir selbst nicht gerne tun möchten. Wenn wir nicht willens sind, uns selbst zu behaupten und ins Leben vorzudringen, dann wird dem Leben die Rolle des Eindringlings oktroyiert, und am Ende fühlen wir uns buchstäblich von ihm in die Zange genommen. Wenn wir nicht willens sind, das Leben in uns aufzunehmen, bringen wir es dazu, uns unsere ganze Energie abzuziehen, und haben am Ende den Eindruck, daß es uns völlig auslaugt. Dem Leben übertragen wir alle Aufgaben, die wir selbst nicht gerne verrichten möchten, und merken nicht einmal, wie kindisch unser Ansinnen ist, das Leben dazu bringen zu wollen, sich um uns zu kümmern.

Der Bewegungszyklus stellt unsere Bereitschaft wieder her, uns in das Leben hineinzubegeben und es in uns aufzunehmen. Er hilft uns, die verlorengegangenen Fähigkeiten des Penetrierens und Absorbierens wieder neu aufleben zu lassen, indem wir Grenzen ziehen, die durchlässig für das Leben sind.

In der Phase der Achtsamkeit erlangen wir unser Empfindungsvermögen zurück. Es gibt zwei Arten von Aufmerksamkeit: die zielgerichtete und die weite. Manchmal müssen wir uns ganz besonders auf eine bestimmte Sache konzentrieren. Wenn beispielsweise mein Sohn beim Rollschuhlaufen hinfällt, kümmere ich mich zunächst um nichts anderes als um seinen Körper, bis ich sicher sein kann, daß alles in Ordnung ist. Bei einer Form der Meditation, der sogenannten fokussierten Achtsamkeit, wird diese Art von Aufmerksamkeit praktiziert. Dabei schauen wir in die Flamme einer Kerze (oder auf ein anderes Objekt) und konzentrieren uns so lange wie möglich ausschließlich darauf. Durch diese Art von Aufmerksamkeit lernen wir, in die Dinge einzudringen, sie bis in die Tiefen zu erschauen und zu verstehen.

Die andere, die weite Aufmerksamkeit verlangt von uns, die Konzentration aufzugeben und auf nichts Spezifisches zu achten. Dieser Art von Aufmerksamkeit bediene ich mich, wenn ich eine herrliche Landschaft betrachte. Dann lasse ich meine Sinne über das wunderschöne Panorama schweifen und trinke aus dem Becher der Natur. Manchmal wende ich eben diese Aufmerksamkeit während meiner Vorlesungen an, wenn ich einen Eindruck von der Befindlichkeit im ganzen Saal und nicht eines einzelnen bekommen möchte. Es gibt auch Meditationstechniken, die diese Fähigkeit pflegen. Diese Art von Aufmerksamkeit stellt unser Aufnahmevermögen wieder her, unsere Gabe, das Leben in seinen groben Pinselstrichen zu sehen, einen allumfassenden Überblick davon zu bekommen.

In der Achtsamkeitsphase freunden wir uns mit der Aufmerksamkeit an und erkennen, wie unser Körper uns programmiert hat, um Penetration und Absorption zu begrenzen. Aufmerksamkeit ist sowohl ein aktiver als auch ein passiver Prozeß. Der Bewegungszyklus dient nicht so sehr dazu, uns beim Lavieren durch die Wechselfälle des Lebens zu unterstützen, sondern vielmehr dazu, verlorene Fähigkeiten und Eigenschaften zurückzugewinnen. In der Achtsamkeitsphase lernen wir, wieder richtig aufzuwachen.

Die Phase des Aneignens hat ihre eigenen absorbierenden und penetrierenden Aspekte. Hier geht es darum, unsere Beziehung zu dem, was uns klar und bewußt ist, zu vertiefen und mit unseren Empfindungen im Einklang zu schwingen, damit wir weiter in unser Inneres und in die Herzen unserer Mitmenschen vordringen können. Damit dies geschehen kann, müssen wir sowohl aktiv in die Tiefen unserer Erfahrung eintauchen als auch empfänglich für die damit einhergehende Bewegung und innere Veränderung bleiben. Eine der Begründerinnen der

Tanztherapie, Mary Whitehouse, hat dies einmal als gleichzeitiges Sichbewegen und Bewegtwerden beschrieben. Wenn wir uns im Einklang mit unserem Gefühl bewegen, stehen wir mit beiden Füßen darin und übernehmen Verantwortung. Wir greifen nicht danach und schieben es auch nicht von uns. Wir optimieren unsere Beziehung zum Leben, indem wir zu seinem Stellvertreter in der Welt werden.

Sich von etwas bewegen zu lassen, hat etwas mit der empfänglichen Seite unseres Seins zu tun. Wir umarmen das Leben, indem wir uns von ihm verändern, bewegen und berühren lassen. Oft sagen wir, daß bestimmte Menschen oder Ereignisse uns zu Tränen rühren. Emotionen sind in der Tat kurzfristige Stellvertreter von Veränderung: Zur Anpassung an eine spontane Veränderung in unserem Umfeld bringen sie uns von einem Zustand in einen anderen. Indem wir das zulassen, bleiben wir in responsbereiter und verantwortungsvoller Beziehung zu uns selbst und der Welt.

Wer sich scheinbar weder bewegen noch bewegen lassen kann, gilt als verrückt. Bewegt er sich nicht, bezeichnen wir ihn als katatonisch oder depressiv, läßt er sich nicht bewegen, bezeichnen wir ihn als unsozial oder autistisch. Wenn wir es uns zur Gewohnheit machen, zwischen diesen beiden Extremen zu pendeln, verlieren wir wieder einmal unsere durchlässige Beziehung zum Leben.

In der Phase der Akzeptanz wird die Durchlässigkeit mit der Fähigkeit zur Liebe in Verbindung gebracht. Indem wir unsere Gefühle voll und ganz durchleben, billigen wir ihnen ihre flüchtige Lebensspanne zu (Anschwellen, Erreichen des Höhepunkts und Abklingen), die den Raum schafft, in dem wir lieben und geliebt werden können. In dieser Phase lasse ich meine Klienten gern mit dem Gedanken arbeiten, sich selbst zu sehen und von anderen gesehen zu werden. In einer Paartherapiesitzung schrie ein Ehemann seine Frau auf einmal völlig verzweifelt an: „Ich habe das Gefühl, von dir überhaupt nicht *gesehen zu werden!*"

Daraufhin fragte ich ihn ganz ruhig: „Lassen Sie es denn zu, gesehen zu werden?" Dadurch wurde das Problem in ein anderes Licht gerückt, und wir konnten uns nunmehr sowohl seiner gewohnheitsmäßigen Zurückhaltung als auch ihrer gewohnheitsmäßigen Unaufmerksamkeit zuwenden, die beide Auslöser für die Dynamik des „Nicht-gesehen-Werdens" waren.

In der Phase der Akzeptanz werden die Tiefen unseres Seins sichtbar gemacht, so daß wir erkennen können, wer wir sind und wo wir augenblicklich stehen. Die Rolladen vor dem Fenster werden hochgezogen. Damit diese vermehrte Sichtbarkeit überhaupt einen Sinn hat, muß die Liebe sowohl zum Fenster hinein- als auch aus ihm herausströmen. Mit anderen Worten, die Liebe weist den Strahlen ihren Weg in uns hinein und aus uns heraus. Können wir die Liebe der Welt in uns hineinlassen? Können wir die Zuwendung und Zuneigung unserer Mitmenschen in uns aufnehmen? Können wir anderen unsere Liebe offenbaren? Können wir einen durchdringenden Strahl der Liebe hinaussenden zu unserem liebsten Ziel? Die Liebe kann unseren Thermostat der oberen Grenzwerte neu einstellen. Sie löst alle Rechtfertigungen und Entschuldigungen für unsere Begrenztheit auf.

Wenn wir zur Phase des Handelns kommen, sind wir für eine neue Form des Penetrierens und Absorbierens bereit. Wir behaupten uns in unserem Alltagsleben und bleiben dennoch empfänglich. Auf diese Weise beeinflussen und bewegen wir uns und die Welt gleichermaßen. Wir lassen uns auf Gelegenheiten und Erfahrungen ein, um unsere Durchlässigkeit noch feiner und stimmiger zu machen und sie zu praktizieren. Wir geben unserer Durchlässigkeit einen echten Kontext und Zweck. Wir erziehen unsere Kinder, verrichten unsere Arbeit und lieben unsere Familie. Wenn wir durchlässig sind, stellen wir unser

Leben auf eine höhere Stufe, und die Evolution der Menschheit bewegt sich in eine positive Richtung. Handeln ist etwas ausgesprochen Praktisches. Dadurch bekommen wir unser Geschirr gespült und die hungrigen Mäuler gestopft. Wenn sich unser Handeln gleichzeitig von Bestimmtheit und Empfänglichkeit leiten und inspirieren läßt, werden wir selbst zu Stellvertretern der Veränderung, zu Stellvertretern des Lebens.

Im zweiten Teil dieses Buches befassen wir uns eingehend damit, wie wir über unseren Körper wieder zu einem erfüllten und spannenden Leben zurückfinden können. Wir können uns einer Vielzahl von naheliegenden Dingen bedienen, um den Bewegungszyklus in Gang zu bringen. Dabei kann es sich um einen Spaziergang im Wald handeln oder auch um eine Therapiesitzung, das Kochen eines Abendessen ebenso wie die Teilnahme an einem Meditationskurs. Alles, was uns im Leben begegnet, können wir in den Dienst unserer Entwicklung als Menschen stellen und auf diese Weise den Grad unserer Achtsamkeit, unserer Respons- und Einlassungsfähigkeit ebenso wie unseres Handelns verbessern. Rumi soll einmal gefragt haben: „Besuchen Sie sich regelmäßig selbst?" Indem wir uns im Zyklus des Lebens bewegen, können wir nicht umhin, ständig bei uns selbst anzuklopfen und unserer Essenz einen Besuch abzustatten.

Teil 2

Rückfindung und Genesung im Körper verankern: Spezifische Strategien des Bewegungszyklus

5 | Achtsamkeit als Fundament

Aufmerksamkeit oder bewußte Konzentration auf praktisch jeden Teil des Körpers wirkt sich in direkter Weise auf die Physis aus.

Charles Darwin

Achtsamkeit ist eine Bündelung der Aufmerksamkeit, ein Sich-Einlassen auf den Moment der Gegenwart, die Wachsamkeit im Augenblick. Unser Körper verfügt über ein Nervensystem, das die Aufgabe hat, Stimuli zu empfangen, zu interpretieren und dafür jeweils einen sinnvollen Respons zu liefern. Es wird in zwei funktionelle Bereiche unterteilt: das vegetative und das animale Nervensystem. Das vegetative Nervensystem antwortet automatisch, vorhersagbar und gewohnheitsmäßig auf wiederkehrende Ereignisse. Deswegen müssen wir auch nicht bewußt über unsere Atmung, Verdauung oder Reflexhandlungen nachdenken. Müßten wir dies tun, dann bliebe uns einfach keine Zeit mehr für etwas anderes. Unser animales Nervensystem hingegen ist so angelegt, daß es auf neue, unvorhersagbare und sich ständig ändernde Vorkommnisse eingeht. Wenn wir uns nicht in einer bestimmten, festgelegten Art und Weise verhalten, können wir Probleme lösen, uns rasch anpassen und kreativ sein. Betrachten wir die Evolutionsleiter, so sehen wir, daß niedrig entwickelte Kreaturen (wie beispielsweise Schnecken) so gut wie kein animales Nervensystem besitzen und daß mit fortschreitender Entwicklung ungeheure Kapazitäten für spontane Aktion und Reflektion freigesetzt werden (beispielsweise beim Menschen). Dennoch kann man mit Fug und Recht behaupten, daß wir sowohl festgelegte als auch spontane Programme brauchen.

Unser Leben ist ein ständiger Tanz zwischen Gewohnheit und Impuls. Allen Lebewesen ist ein bestimmtes Maß an Programmierung als genetisches Erbgut in die Wiege gelegt worden. Je weiter wir die Evolutionsleiter hinaufsteigen, desto weniger genetisch festgelegte Programme werden vererbt und desto prägender sind die Lernerfahrungen der frühen Kindheit. Den meisten Tieren ist die Furcht vor dem Feuer bereits angeboren, der Mensch hingegen muß erst lernen, es zu fürchten. Diese menschliche Gabe, aus direkter Erfahrung zu lernen, läßt uns so anpassungsfähig und kreativ sein. Damit wird auch der enorme Einfluß deutlich, den unsere frühkindliche Entwicklung auf unser Verhalten hat. Die frühen Erlebnisse können sich nicht nur auf die Art, sondern auch auf das Maß unserer Gewohnheiten auswirken. Manche Menschen beschränken gewohnheitsmäßig ihre Achtsamkeit, gehen an prachtvollen Blumen vorbei und verpassen herrliche Sonnenuntergänge, während andere nur um der Erfahrung selbst willen in ihren sensorischen Erlebnissen schwelgen.

Achtsamkeit gehört zu den frühen und grundlegendsten Mechanismen, die sich in den ersten Jahren unseres Lebens herausbilden. Wir kommen mit Sinnesorganen – Augen, Ohren, Nase, Haut, Zunge – auf die Welt, die gewisse Wahrnehmungsgrenzen haben (wir sehen besser als ein Hai, aber längst nicht so gut wie ein Adler). Darüber hinaus folgen wir einem biologischen Überlebenstrieb und scheiden in jedem Augenblick unseres Seins das Wesentliche vom Unwesentlichen. Diesen Mechanismus bezeichnet man als die Beziehung vom Abstrakten zum Konkreten. Wir neigen dazu, gewisse Wahrnehmungen in den Vordergrund treten zu lassen und andere in den Hintergrund zu drängen. Wenn wir beispielsweise vor einem fauchenden Tiger stehen, werden wir unsere ganze Aufmerksamkeit auf ihn richten und wohl kaum den vorüberziehenden Duft der Jasminblüten wahrnehmen. Wenn der Geliebte unseren Arm streichelt, werden wir das sehr genau fühlen und nicht so sehr den Druck der Stuhllehne in unserem Rücken. Wir können unsere Aufmerksamkeit immer nur auf eine Sache richten, selbst wenn es daneben noch so viel anderes gibt. Bei uns Menschen bestimmen die frühen Erfahrungen weitgehend, was für uns wichtig ist und wir von daher stets aufmerksam im Auge behalten müssen.

Aus der körperlichen Perspektive lassen sich jene Empfindungen, die wir nicht wahrnehmen und mit denen wir uns nicht auseinandersetzen, als das physische Unbewußte definieren. Und ebenso wie das traditionelle psychische Modell des Unbewußten, ist das physische Unbewußte ein reicher Quell von Informationen, Erinnerungen und verdrängtem Leben. Zu unserem physischen Unbewußten können wir in der Phase der Achtsamkeit Zugang finden. Wir lernen, auf all das zu achten, was wir gewöhnlich aus dem Bereich unserer Aufmerksamkeit ausgespart haben. Wir haben es uns nämlich zur Gewohnheit gemacht, uns selbst darüber zu definieren, worauf unser Augenmerk üblicherweise gerichtet ist. Wenn wir bereit und willens sind, allem unsere Aufmerksamkeit zu schenken, was unsere Sinne aufnehmen können, weiten wir unseren Horizont, erhöhen unsere Anpassungsfähigkeit und bereichern die Welt.

Frühkindliche Erlebnisse, unsere Familie, Religion und Kultur – sie alle haben ihren Anteil an der Entwicklung und Ausformung unserer Achtsamkeit in Übereinstimmung mit den bestehenden Denk- und Verhaltensstrukturen. Gesellschaftliche und kulturelle Systeme sollen in erster Linie dazu dienen, uns die notwendigen automatischen Gewohnheiten zu vermitteln, die unser Überleben sichern. Die Weitergabe dieser Systeme ist eine der Hauptaufgaben von Eltern. Wir müssen unseren Kindern beibringen, wie die Welt läuft, denn ihre genetische Programmierung reicht nicht aus, um es von allein zu wissen. Eine andere wichtige Aufgabe von Eltern besteht darin, die kreativen Fähigkeiten ihrer Kinder zu erhalten und zu fördern. Aus Kindern werden dysfunktionale Erwachsene, wenn sie entweder zu sehr festgelegt worden sind oder zu wenig Zuwendung und Führung erhalten haben, um ein gesundes Verhalten entwickeln zu können. Hier liegt der Grundstein zur Sucht. Die Familie, die Gesellschaft und die vielen Zufallsgeschehnisse haben einen prägenden Einfluß auf das, was wir beachten, und darauf, wie groß das Maß an frei verfügbarer Aufmerksamkeit ist. Besonders in der Paartherapie lege ich Wert auf die Beobachtung von Achtsamkeitsgewohnheiten. Die Frau ist in ihrer Kindheit meist dazu erzogen worden, alles recht zu machen, artig zu sein und sich geduldig die unablässige Kritik der Eltern an ihrem Tun anzuhören. Der Mann blickt womöglich auf eine Kindheit zurück, in der er kaum beachtet und oft zum Spielen in sein Zimmer geschickt wurde. Als Erwachsene haben beide fixe zwanghafte Achtsamkeitsgewohnheiten angenommen, die sich um diesen Aspekt ihrer jeweiligen Erziehung drehen. Sie nimmt an, bei allem, was sie tut, kritisiert zu werden; er geht davon aus, daß sowieso keiner merkt, was er macht. Beide verbarrikadieren sich hinter Schutzschildern gegen das Zuhören und sind daher nicht in der Lage, die wenigen Augenblicke zu erkennen, in denen sich ihr Partner einmal außerhalb der erwarteten Norm bewegt. Sie sehen nur das, was mit ihrer festgelegten Aufmerksamkeitsprogrammierung übereinstimmt.

Wenn ein Ereignis stattfindet, hinterläßt es einen Sinneseindruck, der unser Nervensystem stimuliert. Wir können diesen Stimulus entweder beachten oder ignorieren. Wenn unser Leben davon abhängt, werden wir ihn ganz sicher beachten. Auch wenn wir motiviert werden, wie beispielsweise durch Essensduft, wenn wir hungrig sind, werden wir mit unserer Aufmerksamkeit bei der Sache sein. Jenseits von Überleben und Motivation, verleihen wir den Dingen, die uns interessant erscheinen, abstrakte Form. Bereits bei unserer Geburt sind wir in verschiedenen Überlebensfragen relativ gut vorprogrammiert. Was nämlich für den einen bedrohlich ist, ist es meistens auch für einen anderen; also können wir uns hier eine festgelegte Programmierung leisten. Auch die Motiviation wird weitgehend von biologischen Kräften wie Hunger oder Durst bestimmt, die zwar allen Menschen gemein sind, sich aber auf individuell verschiedene Weise manifestieren. Unsere strukturellen und funktionellen Unterschiede spielen dabei eine Rolle und entscheiden beispielsweise, wann wir hungrig werden, wann wir zu frieren beginnen und so weiter. Diese Unterschiede bilden sich in unserer frühkindlichen Umgebung heraus. Andererseits wird unser Interesse größtenteils durch unsere Einzigartigkeit und unsere ersten Lernerfahrungen bestimmt. Dieser formative Hintergrund lenkt und leitet uns insofern, als wir gewisse Erfahrungen förmlich in uns aufsaugen, während wir vor anderen zurückschrecken. In dieser Familie lernen die Kinder vielleicht, ihre sexuellen Gefühle zu unterdrücken oder zu ignorieren, während jene Familie ihre Kinder ermuntert, sich an solchen Gefühlen zu erfreuen und sie zu zelebrieren. In einigen Kulturkreisen werden Glaubenslehren dogmatisiert, die die Frau in ihrer Lebendigkeit einschränken, während andere Kulturen der Frau geradezu huldigen. Wir können sogar soweit gehen zu behaupten, daß in einigen Familien- und Kulturkreisen generell eine eher verhaltene Lebenseinstellung vorherrscht, während diese bei anderen eher auf Genießen ausgerichtet ist. Meine Erfahrung hat gezeigt, daß Sucht in einer verhaltenen Einstellung zu Achtsamkeit und Lebendigkeit wurzelt. Das kommt daher, daß wir ein biologisches Grundbedürfnis danach haben, interessiert und neugierig auf die Welt zuzugehen. Bleibt uns die Erfüllung dieses Bedürfnisses versagt, so erfahren wir den Schmerz der Deprivation, und schon suchen wir nach Linderung und Ersatzbefriedigung.

Wie geht diese frühkindliche Formung durch die Umwelt vor sich? Erinnern wir uns an die Darstellung des Begriffsrasters (siehe Seite 88); hier können wir nachvollziehen, wie uns frühe Erfahrungen formen, ganz gleich ob wir uns nun entscheiden, Information zu interpretieren oder zu spiegeln, ob wir eher urteilen oder die Dinge in unser Bewußtsein aufnehmen, ob wir einen Drang zur Kontrolle oder zum Respons verspüren.

Am Anfang steht ein Ereignis. Sagen wir, Fred und Joe fahren Auto, jeder in seinem eigenen Wagen, eine rote Ampel leuchtet auf, und beide halten vor ihr an. Fred registriert, daß er vor einer roten Ampel steht, bemerkt den Verkehr und die Musik in seinem Radio. Er *beschreibt* sich selbst diese Erfahrung und geht ganz offen und neugierig damit um. Er fängt an, mit der Musik zu singen und sich in ihrem Rhythmus zu wiegen; dabei bleibt sein Blick auf die Ampel gerichtet. Er *spiegelt* seine Erfahrung, wie sie ist. Er fühlt sich wohl dabei. Das Lied erinnert ihn an etwas, das er gerne seiner Frau erzählen möchte. Er *bringt sich selbst, das Lied und seine Frau in sein Bewußtsein und in eine Responshandlung ein*, die aus seinem Mitgehen mit der Erfahrung resultiert. Fred kann das tun, weil er eine Kindheit hatte, die ihn neugierig, responsiv, offen und aufmerksam zu seiner Umwelt sein ließ. Seine Eltern haben ihn in seinem Eingehen auf den gegenwärtigen Augenblick jeweils bestärkt und nicht dauernd versucht, Kontrolle auszuüben, um die Welt so zu formen, wie sie *sein sollte*.

Auf der anderen Seite haben wir Joe, der ebenfalls vor der Ampel hält. Er raucht und befürchtet wegen dieses Rotlichts noch zu spät zur Arbeit zu kommen. Er *interpretiert* seine Erfahrung und schreibt ihr eine Bedeutung zu. Er möchte nicht zu spät zur Arbeit kommen, und es regt ihn furchtbar auf, daß ihm dies passiert. Er mißt seiner Erfahrung Wert bei und *beurteilt* sie als falsch oder schlecht. Und wenn etwas schlecht ist, muß er alles daransetzen, es zu ändern. Er verspürt den *Drang, Kontrolle* über seine Erfahrung *auszuüben*; also reift in ihm der Entschluß, bei der Stadtverwaltung anzurufen und ihr einmal gehörig die Meinung über die miserable Schaltung ihrer Ampelanlagen zu sagen. Es ist nur allzu wahrscheinlich, daß Joes Kindheit weitgehend von der Beachtung restriktiver Begriffsraster geprägt war, mit denen er seine derzeitigen Erfahrungen nun ständig abgleichen muß. Wenn seine augenblickliche Erfahrung, wie die Welt funktioniert, nicht ins Raster paßt, verbringt er womöglich weitaus mehr Zeit als Fred damit, sich mit den Unterschieden zwischen dem tatsächlichen und dem erwarteten Erlebnis herumzuschlagen. Das raubt ihm wertvolle Zeit und eine Menge Energie. Ob man die rote Ampel nun durch Joes oder durch Freds Filter betrachtet – sie ist immer gleich und tut ihren Dienst in der Welt.

Im ersten Fall darf alles, was passiert, so erfahren werden, wie es sich abspielt. Indem wir die Erfahrung einfach in uns aufnehmen und bei ihr bleiben, können wir sie als bereichernd und lohnend genießen, auch wenn wir vor einer roten Ampel stehen müssen. Im zweiten Fall schrecken wir vor dem, was sich abspielt, zurück und optieren für ein mit uns selbst verwickeltes Szenario, das zwangsläufig in Probleme und in den Versuch zu kontrollieren mündet. Dieser Versuch ist der modus operandi einer jeden Sucht.

Unsere Familie und unser Kulturkreis lehren uns auf vielfältige Weise, wann es richtig ist, sich von einer Erfahrung tragen zu lassen, und wann es geboten ist, sie zu interpretieren und unter Kontrolle zu halten. Wir sind regelrecht zu Interpretation und Kontrolle konditioniert. Rassismus und Sexismus sind zwei klassische Beispiele für die konditionierte Form der Beurteilung. Uns wurde beigebracht, die Hautfarbe oder Abstammung dahingehend zu interpretieren, daß sie mit gewissen Eigenschaften einhergeht, die als gut oder schlecht anzusehen sind. Infolgedessen müssen wir Menschen mit solch anstößigen Merkmalen unter Kontrolle bringen und sie uns unterordnen. Die Konditionierung kann uns auch dazu bringen, manche Dinge im Vergleich zu anderen als gut zu betrachten. Wenn zum Beispiel *katholisch* gut ist, kann *evangelisch* als schlecht angesehen werden. Wenn jemand recht hat, bedeutet das immer, daß jemand anderes irgendwo unrecht haben muß. Ist etwas gut, so manifestiert sich unser Hang zur Kontrolle in unserem Bedürfnis, uns daran zu klammern, damit wir es nicht verlieren. Wir entscheiden uns dafür, noch mehr Schokoladenkuchen zu essen, anstatt die Tatsache zu akzeptieren, daß unser Magen voll ist und bereits wehtut. Der Suchtprozeß beinhaltet das Drosseln der Achtsamkeit, des Interpretierens und Beurteilens sowie den Versuch zu kontrollieren.

Was wir brauchen, ist ein innerer Beobachter. Um unsere Neugierde, Offenheit und Wachsamkeit dem Leben gegenüber zurückzuerlangen, müssen wir unsere Fähigkeit wiedergewinnen, die Welt zu erleben, wie sie wirklich ist. Ein Beobachter ist jemand, der anwesend ist, der zuschaut. Wir alle sind von Geburt an mit einer natürlichen Beobachtungsgabe ausgestattet; manche wissen diese Gabe zu nutzen, bei anderen verkümmert sie. Vernachlässigen wir sie, fallen wir der Sucht anheim.

Die meisten spirituellen Traditionen verfügen über irgendeine Methode zur Entfaltung des inneren Beobachters. Vielleicht legen viele Leute im Umfeld der Sucht deshalb so großen Wert auf Spiritualität als Teil des Genesungsprozesses und unterstreichen die Bedeutung von Kontemplation, Meditation und Gebet. Sie alle tragen zur Entfaltung unserer Beobachtungsgabe bei. Die Mediation ist besonders dazu angetan, unsere Beziehung vom Abstrakten zum Konkreten auf eine andere Ebene zu heben, damit wir nicht mehr auf unsere Gedanken achten, sondern zum reinen Zustand der Wachheit finden, unabhängig vom Inhalt desssen, was wir wahrnehmen. Sam Keen (1983, 140) hat das sehr treffend formuliert: „Die Heilung der Sucht liegt in der Entwicklung des inneren Beobachters. Halte ich angesichts meines Bedürfnisses zu greifen inne und gebe ihm nicht sofort nach, kann ich auf einmal ein weiteres Feld meiner Wünsche überblicken; dann kann ich frei entscheiden, welchen von ihnen ich mir erfüllen möchte... Die Illusion der Sucht läßt sich nur so lange aufrechterhalten, wie wir die Vielfalt unserer Wünsche im Unbewußten einschließen. Wenn ich allem, was in mir steckt, Rechnung trage und es mir bewußt mache, werde ich bald erkennen, daß keine Substanz, Aktivität oder Person in der Lage ist, mir vollständige Befriedigung zuteil werden zu lassen. Also trete ich aus der Sicherheit der Substitution heraus und lasse mich auf das Abenteuer der Liebe zur Vielfalt meines Selbst und der Welt ein."

ACHTSAMKEIT AUF KÖRPERLICHER EBENE

Auf der körperlichen Ebene kommt dem inneren Beobachter zentrale Bedeutung zu. Unsere ersten Erfahrungen in der Kindheit sind physischer Natur. Die ersten Dinge, die man uns beibringt, bedeuten uns, daß es gut und in Ordnung ist, auf unseren Körper zu achten. Die ersten Strategien, die wir zur Ablenkung unserer Aufmerksamkeit entwickeln, gehen von unserem Körper aus. Und Genesung kann zunächst ebenfalls nur im Körper stattfinden. Was ist es, was wir im Körper wiederbekommen? Wir gewinnen das Empfinden, den Atem und die Bewegung zurück.

Empfindungen sind das Salz in der Suppe unserer Erfahrung. Wir wissen, daß wir wütend sind, denn wir spüren die Anspannung im Kiefer und wie wir die Hände ballen. Wir sind fasziniert von der Rose, weil wir ihren Duft einatmen und ihre Farbenpracht und feinen Strukturen in uns aufnehmen. Ich wäre steinreich, würde ich jedesmal eine Mark kassieren, wenn ein Klient auf meine Frage nach seiner Gefühlslage prompt mit: „Ich weiß nicht" oder „Ganz gut, glaube ich" antwortet. Und wenn ich mich nach ihren Empfindungen erkundige, bekomme ich zu hören: „Keine" oder „Es geht mir gut". Nach meiner Erfahrung haben die meisten Menschen mit süchtigen Verhaltensweisen ihrer Sensorik solchen Schaden zugefügt, daß sie nur noch größeren Schmerz oder übermächtige Freude registrieren können. Häufig stelle ich ihnen die Frage: „Spüren Sie den Druck der Stuhllehne im Rücken?" Daraufhin antworten sie mir meistens mit Ja und dem Einwand: „Aber was soll das?" Das Empfinden als schlichte Erfahrung der Lebendigkeit ist ihnen so gut wie ganz verlorengegangen. Stattdessen haben sie sich entschieden, nur noch solche Dinge wahrzunehmen, die schlecht und mithin zu vermeiden oder gut und mithin anzustreben sind.

Anspannung und Depression sind zwei ausgezeichnete Möglichkeiten, um die Empfindungsfähigkeit und gleichzeitig auch die Bewegung zu hemmen. Anspannung entsteht, wenn Bewegung im Körper zurückgehalten wird. Saft- und Kraftlosigkeit oder Schlaffheit ist nichts anderes als unterdrückte Bewegung. Das nächste Mal, wenn Ihre Schultern (die die Muskulatur zur Bewegung der Arme beherbergen) verspannt sind, fragen Sie sich am besten, ob es da irgendjemanden oder irgend etwas gibt, nach dem Sie schlagen, greifen oder den/das Sie gerne festhalten möchten. Das nächste Mal, wenn Sie sich in der Brust wie zugeschnürt fühlen, sollten Sie Ihren Atem dort hinein lenken und sich den Empfindungen oder Emotionen öffnen, denen Sie womöglich verzweifelt aus dem Weg zu gehen versuchen. Bewegung, Empfindung und Atem sind die Quelle der Lebendigkeit. Aus ihnen erwächst Neugier, Bereitschaft zum Respons, Offenheit und aktive Anteilnahme am Leben. Sie sind die Bausteine der Achtsamkeit und der Treibstoff für unsere Reise zu Rückfindung und Genesung.

Im Dunkeln lassen sich Dinge nicht sonderlich gut finden. Ist das Licht ausgeschaltet, stolpern wir womöglich versehentlich über etwas oder in etwas hinein; ob und wann dies geschieht, entscheidet der Zufall, und manchmal kann so etwas äußerst schmerzvoll sein. Wir müssen also unbedingt das Licht anmachen. Wenn wir achtsam sind, schalten wir unsere inneren Lichter ein und richten unser Augenmerk auf das, was sie so hell erleuchten; so können wir sehen, was wir möchten und wohin wir gehen wollen. Zuallererst muß das Licht auf unseren Körper gerichtet werden.

KOGNITIVE ACHTSAMKEIT

Sowohl unsere Gedanken als auch unser Körper hängen von gewissen Aufmerksamkeitsgewohnheiten ab. Wenn wir an unserer kognitiven Achtsamkeit arbeiten, können wir verschiedene Muster der Aufmerksamkeit entschlüsseln, die uns die Welt und uns selbst auf die eine oder andere Weise sehen lassen. Eine Möglichkeit, sich mit den eigenen Gedanken auseinanderzusetzen, besteht darin, einfach die Tatsache zu beobachten, daß man im Augenblick denkt (ganz gleich was). Entwickeln wir unsere Fähigkeit, dies zu bemerken, so können wir unseren Bewußtseinszustand selbst bestimmen. Ich arbeitete einmal mit einem Paar, das sich darin festgefahren hatte, sich gegenseitig für mangelnde Bindungsfähigkeit und Intimität verantwortlich zu machen. Ich bemerkte, daß jeder der beiden im geeigneten Moment mit eigenen kognitiven Strategien aufwartete, die die Nähe zueinander verhinderten. Sie schien sich dann immer sehr stark darauf zu konzentrieren, was er richtig oder falsch machte, und er flüchtete sich in den Kopf, um sich Erklärungen zurechtzulegen, warum etwas so und nicht anders sei.

An einem entscheidenden Punkt in einer Sitzung fragte ich den Mann, ob er denn wirklich jetzt in diesem Augenblick denken *möchte*. Er verstand meine Frage überhaupt nicht. Ich erläuterte ihm, daß er ebensogut die Wahl hätte, zu fühlen statt zu denken, und fragte ihn, was er denn jetzt fühle. Nach einer Weile des Insichgehens erkannte er, daß er Angst hatte, und auf einmal konnte er mit seiner Frau über dieses Gefühl reden. Ich wandte mich an die Frau und fragte sie, ob sie bereit sei, etwas mehr auf ihre eigene Erfahrung zu achten; an dieser Stelle wies ich vorsichtig auf ihre Neigung hin, immer auf ihren Mann zu schauen. Als sie ihre Aufmerksamkeit anders ausrichtete, nämlich auf sich selbst, konnte sie sich selbst annehmen und an ihrem eigenen Leben teilnehmen. Diese Verlagerung der Aufmerksamkeit bescherte beiden einen Durchbruch in ihrer Beziehung.

Der Mann hatte das Aufmerksamkeitsmuster, sich ständig in den Kopf zu flüchten und aus Angst vor Nähe dauernd zu denken. Meiner Erfahrung nach wird viel zuviel Zeit damit vergeudet, den Inhalt dessen, was jemand denkt, zu erfassen und zu analysieren, vor allem wenn der Betroffene das Denken selbst als Verteidigungsstrategie nutzt. Die Frau wandte ein ganz anderes Muster an; sie richtete ihre Aufmerksamkeit genau in dem Moment nach außen und von sich selbst weg, wenn es darum ging, zu sich selbst zurückzufinden, um Nähe entstehen zu lassen. Es wäre Verschwendung von wertvoller Therapiezeit gewesen, ihre Wahrnehmungen über ihren Mann zu besprechen und auseinanderzupflücken, wo ihr Problem doch darin bestand, daß sie ihre Achtsamkeit nach außen richtete.

Die Phase der Achtsamkeit im Bewegungszyklus läßt uns unsere Aufmerksamkeitsmuster erkennen und hilft uns, uns bewußt für eine Konzentration auf vormals unbeleuchtete Orte unseres Leben zu entscheiden. Zur Erläuterung dieses Prinzips bietet sich eine sehr schöne Geschichte an: Eines nachts kroch ein Mann auf allen Vieren auf einer dunklen Straße herum und suchte im Licht der Laterne nach irgend etwas. Ein anderer Mann kam des Weges und fragte ihn, was er da mache. „Nun, ich suche meine Autoschlüssel!" antwortete er.

„Wo haben Sie sie denn verloren?" fragte der andere.

Der erste Mann deutete hinüber auf die andere Straßenseite und meinte: „Dort drüben."

„Und warum suchen Sie dann nicht dort?" fragte der Hinzugekommene.

„Weil hier das Licht ist!" antwortete der erste Mann.

Im allgemeinen kommen die Klienten zur Therapie in dem Wissen, daß etwas nicht stimmt, und erwarten eine schnelle Lösung. Ihr Licht ist auf dieser Seite der Straße, und sie sehen nur ihr Problem. Was sie unbeachtet lassen, sind jene Teile ihres Selbst, die sie zu ignorieren gelernt haben. Diese Teile sind verkümmert und stellen das eigentliche Problem dar. Aufmerksamkeit ist wie Sonnenlicht und Wasser – wo immer sie sind, wächst und gedeiht alles. Stehen wir vor einer roten Ampel und sehen das Licht als Problem an, wird es schließlich eines werden.

Als Therapeutin habe ich die Aufgabe, den ganzen Patienten zu beobachten, nicht nur die Teile, die er mir bewußt zeigt – und normalerweise möchte er, daß ich das sehe, wovon er sich die notwendige Liebe und Zustimmung meinerseits erhofft. Ich aber werde dafür bezahlt, ihm zu helfen, sein Licht wieder bedingungslos auf alle Teile seines Seins zu lenken. Als außenstehender Beobachter kann ich ihm den Weg bereiten, der zu seinem eigenen inneren Beobachter führt. Eine meiner Aufgaben besteht also darin, meinen Klienten meine bedingungslose Aufmerksamkeit zu schenken, damit sie Verletzungen aus der Vergangenheit auflösen können – einer Vergangenheit, in der man ihnen beibrachte, daß einige Teile von ihnen akzeptabel, andere hingegen unakzeptabel seien. Erst wenn ein Klient alles, was in seinen Aufmerksamkeitsbereich fällt, von innen heraus beobachten kann und zu schätzen weiß, ist für mich der Zeitpunkt gekommen, die Therapie zu beenden.

Um mit einem Denk- und Aufmerksamkeitsmuster arbeiten zu können, müssen wir zunächst beobachten, auf welche Weise und wem wir unsere Aufmerksamkeit schenken; nicht der Inhalt, sondern der Vorgang des

Achtsamseins steht im Vordergrund. Wie schon erwähnt, können wir ein zwanghaftes Verhalten dahingehend entwickeln, daß wir lieber denken als fühlen. Ein weiteres Muster äußert sich darin, daß wir immer wieder so lange über etwas nachdenken, bis wir am Ende den Gedanken selbst für die Wirklichkeit halten. Wenn wir die Rohdaten der Erfahrung außer acht lassen, erheben wir unsere Gedanken zur scheinbaren Wirklichkeit, weil wir unsere Aufmerksamkeit ausschließlich auf sie richten. Wenn wir annehmen, daß unsere Mitmenschen darauf aus sind, uns zu übervorteilen, werden wir für alle entsprechenden Anzeichen besonders wachsam sein und nur diese sehen. Und so werden wir von den uns Nahestehenden letztendlich den gleichen Eindruck haben wie von unserer Herkunftsfamilie – weil wir nur den Aspekten in ihnen Rechnung tragen, die unseren vorhandenen Wahrnehmungsmustern entsprechen.

Aufmerksamkeitsmuster zu identifizieren, kann zu Beginn etwas heikel sein. Wir müssen unsere Achtsamkeit nämlich vom Denkinhalt abziehen und auf den Prozeß selbst lenken. Dabei sollten wir uns verschiedene Fragen stellen, beispielsweise:

- Welchen meiner Sinne bevorzuge ich? Konzentriere ich mich mehr auf das Sehen, Hören oder Fühlen?
- Welche Dinge ziehen meine Aufmerksamkeit an?
- Welche Dinge langweilen mich?
- Wohin wandert meine Aufmerksamkeit, wenn mir etwas an die Nieren geht?
- Wohin wandert meine Aufmerksamkeit, wenn mir etwas Angenehmes widerfährt?
- Wohin wandert meine Aufmerksamkeit, wenn ich sie umherschweifen lasse? Plane ich, ergehe ich mich in Erinnerungen? Klinke ich mich aus?
- Unter welchen Umständen finde ich es besonders schwierig, mich zu konzentrieren.

- Worüber denke ich immer und immer wieder nach? Zu welcher Weltsicht gelange ich dadurch?
- Welchen Teilen meines Körpers schenke ich mehr und welchen weniger Beachtung?
- Neige ich dazu, mich oft und lange darauf zu konzentrieren, was außerhalb von mir oder auch in meinem Inneren geschieht?

Indem wir all diese Fragen beantworten, erhalten wir eine neue Art von Informationen mit daraus resultierenden neuen Entscheidungsmöglichkeiten. Die Praxis der Achtsamkeit erweitert die Bandbreite der einströmenden Eindrücke und des fortlaufenden Denkprozesses. Wir können zwischen der zielgerichteten und der weiten Aufmerksamkeit hin- und herpendeln, über andere Möglichkeiten nachdenken, direkt auf das Kommen und Gehen im Leben eingehen und es nicht mit den Augen unserer Vorfahren, sondern mit unseren eigenen Sinnen wahrnehmen.

Es gibt schon seit langem viele und recht einfache Techniken zur Schulung der Achtsamkeit. Ich für meinen Teil brauche ein breites Spektrum an achtsamkeitsfördernden Aktivitäten, die den unterschiedlichen Aspekten meiner Natur Rechnung tragen. Wenn ich meditiere, so spricht mich das in meiner Gesamtheit an. Für meinen Körper selbst praktiziere ich Tai Chi und tanze. Für meine Energie und meine Emotionen mache ich regelmäßig verschiedene Atemübungen. Für meine Gedanken übe ich mich darin, meine Aufmerksamkeit zwischen innerer und äußerer Erfahrung pendeln zu lassen, und zwar besonders draußen in der Natur. Und darüber hinaus male ich. Sich der Kreativität zu verschreiben, ist ein wichtiger Akt der Disziplinierung unserer Achtsamkeit. Am besten für mich sind Aktivitäten, die alle Aspekte meines Seins ansprechen, wie beispielsweise ein meditativer Spaziergang im Wald. Nach meiner Erfahrung ist auch Kajak- und Kanufahren eine ausgezeichnete Form der Kontemplation.

Ich weiß, daß ich meine Achtsamkeit immer und immer wieder trainieren muß, jeden Tag aufs neue. Dazu wähle ich stets die Meditation; darüber hinaus befasse ich mich mit Dingen, zu denen ich mich naturgemäß hingezogen fühle. Ich habe auch herausgefunden, daß ich Zeiten tiefen Rückzugs zur praktischen Schulung meiner Aufmerksamkeit brauche. Mindestens dreimal im Jahr begebe ich mich in die Einsamkeit der Berge, und wenigstens einmal im Jahr ziehe ich mich zu einer mehrtägigen Meditation in die völlige Abgeschiedenheit zurück. Weil ich diese Übungen zum festen Bestandteil meines Lebens gemacht und sie auf die gleiche Prioritätsstufe wie meine Atmung erhoben habe, fühle ich heute ein ungeheueres Energiepotential in mir; und diese Energie kann ich für etwas Kreatives, Nützliches und Produktives einsetzen.

Nachstehend finden Sie ein paar Übungen zur Schulung und Erhöhung Ihrer Achtsamkeit, ausgehend vom physischen Sinneseindruck. Sie sollen Ihnen helfen, das Terrain der Wachheit abzustecken, damit Sie Ihre Reise hin zu einem lebensfrohen und lebensbejahenden Dasein antreten können. Sie dienen auch dazu, Ihnen die Wahl zwischen verschiedenen Achtsamkeitspraktiken zu erleichtern, die Sie zu sich selbst finden lassen und Sie heimbringen, damit Sie an der Festtafel des Lebens Platz nehmen können.

ÜBUNGEN ZUR ACHTSAMKEITSPHASE

1. Nehmen Sie sich Zeit, um Ihre Aufmerksamkeit nach innen zu lenken, und beschreiben Sie die physischen Empfindungen in Ihrem Körper, ohne zu interpretieren oder zu werten. Sobald Sie anfangen, sich selbst zu beurteilen, nehmen Sie es einfach zur Kenntnis und kehren zu den Empfindungen zurück. Einige Empfindungen sind womöglich sehr subtil. Das ist in Ordnung – keine Empfindung ist im

jetzigen Augenblick in irgendeiner Weise wichtiger als irgendeine andere. Auch das Gefühl, daß nichts passiert, ist ein Gefühl. Gehen Sie im Geist durch Ihren Körper und schenken Sie jedem Teil Ihre Aufmerksamkeit, jedem noch so kleinen Winkel. Stellen Sie fest, welche Teile Ihre Aufmerksamkeit am meisten beherrschen und welche fast nichts zu fühlen scheinen. Jedesmal wenn Sie eine körperliche Empfindung registrieren, atmen Sie tief durch und sagen sich: „Jetzt spüre ich, daß..." Spannen Sie nun jeden einzelnen Körperteil an, entspannen Sie ihn wieder und beschreiben Sie sich selbst, welche Erfahrungen Sie dabei machen. Stellen Sie fest, wo es ganz leicht war, die Achtsamkeit aufrechtzuerhalten und wo es etwas schwieriger wurde.

2. Nehmen Sie sich ein paar Minuten Zeit, setzen Sie sich hin und atmen Sie tief. Beim Einatmen achten Sie gezielt darauf, daß der Atem bis tief hinunter in den Bauch strömt. Sollte es Ihnen Probleme bereiten, Ihren Bauch zu weiten, können Sie diese Übung zunächst auch im Liegen machen. Achten Sie beim Ausatmen darauf, so viele Muskelgruppen wie möglich zu entspannen, so daß die Luft ungehindert herausfließen kann. Lassen Sie den Atem durch den halbgeöffneten Mund ausströmen. Wenn Sie damit Schwierigkeiten haben, versuchen Sie, mit jedem Ausatmen hörbar zu seufzen. Praktizieren Sie das ein paar Minuten lang. Wenn Sie sich benommen fühlen oder Ihnen schwindelig wird, hören Sie mit der tiefen Atmung sofort auf, bis die Anzeichen verschwinden; danach wiederholen Sie die Übung noch ein paarmal. Registrieren Sie bewußt, welche Emotionen, Empfindungen oder Gefühle in Ihnen aufsteigen. Nehmen Sie sie als Zeichen dafür, daß dieser Teil von Ihnen mehr Atem benötigt. Atmen Sie also tiefer in Ihre Anspannung hinein, in Ihre Traurigkeit, in Ihre Langeweile beziehungsweise in Ihr Unruhegefühl. Lassen Sie Ihre Aufmerksamkeit leicht in ihnen ruhen und

beschreiben Sie einfach nur, wie sie sich anfühlen. Bleiben Sie offen und neugierig und versuchen Sie nicht, Erklärungen oder Antworten zu finden. Es ist, als würden Sie alles und jedes, was in Ihre Aufmerksamkeit fällt, begrüßen und es mit Ihrem Atem willkommen heißen. Atmen Sie einfach weiter um des Atmens willen.

3. Identifizieren Sie einen Teil Ihres Körpers, der sich im Moment angespannt fühlt. Verstärken Sie diese Anspannung ein wenig und spielen Sie damit. Welche Bewegung entwickelt sich daraus? Lassen Sie die Bewegung zu und versuchen Sie nicht, sie zu lenken; lassen Sie sie einfach der Anspannung folgen, so daß sie sich genau so ausdrückt, wie sie ist. Was wird aus dieser Bewegung? Wie haben Sie sich vor dieser Bewegung bisher gedrückt?

4. Identifizieren Sie einen laschen, eingesunkenen oder kraftlosen Teil Ihres Körpers. Versuchen Sie zunächst, diese Eigenschaft noch stärker hervorzuheben. Wird durch die Konzentration darauf Ihre Körperhaltung irgendwie beeinflußt? Wie würden Sie diese Haltung charakterisieren? Wenn Sie beipielsweise Ihre Brust weiter einsinken lassen, fühlen Sie sich dann hoffnungslos und depressiv? Paßt diese Charakterisierung irgendwie zu Ihrem Weltbild? Welche positiven und negativen Folgen hat diese Haltung für Sie in Ihrem derzeitigen Umfeld? Vergewissern Sie sich nochmals, daß Sie sowohl die Vorteile als auch die Nachteile dieser Haltung betrachten. Möchten Sie es einmal wagen, diese Haltung aufzugeben, so lenken Sie Ihren ganzen Atem dort hinein. Bleiben Sie dort, auch wenn Sie sich auf einmal müde fühlen oder ausgeklinkt oder fix und fertig. Machen Sie Ihren Atem wichtiger als die Haltung. Welche Gefühle steigen in Ihnen hoch, während Sie dabei bleiben? Auf welche Weise sind Sie diesen Gefühlen womöglich aus dem Weg gegangen? Lassen Sie sich auf sie ein, spüren Sie sie, und

spüren Sie die Bewegung, die sich anbahnen will, wenn Sie sich auf dieses Gefühl einlassen. Es kann sein, daß diese Übung Sie dazu bringt, aufzustehen und durch den Raum zu wandern.

5. Konzentrieren Sie sich auf eine Ihrer repetitiven Gesten und führen Sie diese jetzt ganz bewußt aus. Was fühlen Sie, wenn Sie ihr Ihre volle Aufmerksamkeit schenken? Sie können spielerisch damit umgehen, die Geste verstärken, eine kontrastierende oder gegensätzliche Bewegung machen, sie wiederholen, sie auf andere Teile Ihres Körpers ausdehnen oder gar eine sinnvolle und vollständige Bewegung daraus entwickeln. Was wird aus der Bewegung? Was will sie Ihnen sagen? Gibt es irgendeinen Grund, warum Sie diesem Teil von sich selbst kein Gehör schenken wollen? Gestatten Sie sich, die komplette Bewegung täglich ganz bewußt und so oft Sie möchten durchzuführen.

6. Stellen Sie einen Gegenstand vor sich auf und schauen Sie ihn an. Finden Sie heraus, wie tief Ihre Wahrnehmung seiner Eigenschaften reicht. Spüren Sie, wann Sie Werturteile darüber abgeben und registrieren Sie sie bewußt. Gehen Sie davon aus, daß Sie auf eben diese Weise gelernt haben, sich selbst zu beurteilen. Kehren Sie zu dem Gegenstand zurück. Berühren Sie ihn, hören Sie ihm zu, schmecken Sie ihn – nur ein paar Minuten lang. Zum Abschluß wenden Sie Ihre Aufmerksamkeit wieder nach innen und schauen ebenso intensiv auf das, was in Ihnen vorgeht.

7. Lassen Sie Ihre Aufmerksamkeit zwischen dem, was in Ihrem Innern und dem, was in der Außenwelt passiert, hin- und herpendeln. Vielleicht sollten Sie das zunächst in einer relativ neutralen Umgebung praktizieren, beispielsweise irgendwo draußen im Freien. Achten Sie ganz

bewußt darauf, ob Sie dazu neigen, Ihre Aufmerksamkeit bisweilen länger innen oder länger außen zu belassen. Nehmen Sie dies nur zur Kenntnis und gehen Sie dann sofort wieder zum Hin- und Herpendeln zwischen innen und außen über. Anschließend können Sie höhere Anforderungen an das Pendeln Ihrer Aufmerksamkeit stellen: Betrachten Sie zum Beispiel das Gesicht eines geliebten Menschen und sehen Sie, welche Muster die Oszillation jetzt aufweist. Richtig profitieren werden Sie von dieser Übung erst, wenn es Ihnen gelingt, Ihre Aufmerksamkeit unter Streßbedingungen hin- und herpendeln zu lassen, beispielsweise in einer Konfliktsituation mit einem Freund. Wenn es Ihnen in einer solchen Situation gelingt, auf das Oszillieren Ihrer Aufmerksamkeit zu achten, so schaffen Sie damit einen Raum, in dem Sie beide sich jeweils um sich selbst und ihre eigenen Gefühle kümmern und gleichzeitig den anderen direkt wahrnehmen können – durch nicht mehr ganz so viele Filter der Vergangenheit.

8. Wählen Sie eine Tätigkeit, die Ihnen Spaß macht, die Sie entspannt und die Ihre Aufmerksamkeit mühelos anregt. Das könnte zum Beispiel das Nähen sein oder das Hören von Musik, ein Spaziergang oder irgend etwas Künstlerisches. Widmen Sie dieser Tätigkeit mindestens ein paar Minuten am Tag. Fernsehen zählt hier nicht, denn es wirkt häufig wie ein süchtigmachender Ersatz für echte „Aufmerksamkeitsnahrung".

9. Fragen Sie sich, was Spielen für Sie bedeutet. Wie definieren Sie es? Wie bringen Sie es in Ihrem Tagesprogramm unter? Eines der besonderen Merkmale des Spielens ist, daß man es aus keinem anderen Grund tut, als um des Spaßes und um seiner selbst willen. Spielen Sie also genug? Beobachten Sie andere beim Spielen, insbesondere Kinder! Was gefällt Ihnen am meisten an dem, was sie da sehen?

Spüren Sie irgendwelche inneren Vorbehalte gegen das Spielen? Wen würden Sie als Spielkameraden wählen? Machen Sie es sich zur Auflage, jeden Tag zu spielen, und achten Sie einmal darauf, welche Vielfalt an Möglichkeiten sich Ihnen dadurch erschließt.

6| Verantwortung übernehmen bedeutet, den eigenen Körper wieder anzunehmen

Das anstrengendste im Leben, so hat mich meine Erfahrung gelehrt, ist unaufrichtig zu sein.
Anne Morrow Lindberg: Muscheln in meiner Hand

Die erste Verantwortlichkeit ist Information, ist Wahrheit.
Adlai Stevenson

Die zweite Phase des Bewegungszyklus befaßt sich mit dem Aneignen. Sie ist es, die uns unsere Kreativität, Ganzheit und Fähigkeit zur Problemlösung zurückgibt. Im Vertrauen darauf, daß unser Körper jeweils die für uns richtigen Entscheidungen treffen kann, fordern wir mit der Aneignung gleichzeitig das Geburtsrecht unseres Körpers auf intuitives Handeln ein. In der Phase der Achtsamkeit identifizieren wir uns mit unseren Gewohnheiten und arbeiten damit. In der Phase des Aneignens identifizieren wir uns mit unseren Entscheidungen und arbeiten damit.

Verantwortlichkeit läßt sich auch als die Fähigkeit zum Respons definieren. Das heißt, daß wir beim Eintreten eines Ereignisses in der Lage sind, uns damit auseinanderzusetzen anstatt den Rückzug anzutreten. Zunächst muß uns einmal bewußt werden, daß das Ereignis geschieht; und dann müssen wir uns dem Fluß der Dinge anvertrauen und uns davon tragen lassen können. Wir stellen also nicht nur fest, daß uns etwas ärgert, sondern lassen uns auch auf das Gefühl des Ärgers ein. Mit dem Respons erlauben wir uns, das Leben zu formen und uns von ihm formen zu lassen; wir durchdringen es und nehmen es gleichzeitig in uns auf, weil wir permanent in einer lebendigen Beziehung dazu stehen. Haben wir in unserem Leben Mißbrauch oder Traumata erfahren, so erfahren wir dies eher als etwas Vernichtendes denn als etwas, das uns formt, und aus der gewohnheitsmäßigen Angst vor Vernichtung heraus lehnen wir uns gegen den natürlichen Respons auf. Wir glauben nicht daran, selbst an der Gestaltung unseres Lebens Anteil zu haben. Aus lauter Angst vor einer vermeintlichen Vernichtung vernichten wir uns vorab schon einmal selbst.

Diesen Akt der vorwegnehmenden Selbstvernichtung bezeichne ich als „Reaktion". Anders als beim Respons wird bei der Reaktion die gegebene Situation bekämpft. Dabei kommt es zu einer Vermischung dessen, was im Augenblick geschieht, mit all den noch offenen Wunden der Vergangenheit. Wir alle haben dies schon einmal erlebt: Jemand, der uns viel bedeutet, sagt: „Du hast da etwas Schmutz am Kinn", und wir schreien ihn an: „Wie kannst du es wagen, mich wie ein Kind zu behandeln! Ständig kritisierst und kontrollierst du mich! Ich weiß nicht, wie ich es noch länger mit dir aushalten soll!" Bei dieser Reaktion geht es ganz eindeutig nicht um den Schmutz am Kinn, sondern um all die Male in der Vergangenheit, in denen wir jemals niedergemacht wurden. Das jetzige Ereignis legt nur einen Finger in die alte, noch offene Wunde, und diese reißt auf, um das, was hier und heute geschieht zu vergiften. Wir haben es folglich nicht mehr mit einem aktuellen Ereignis zu tun, sondern mit einer Rekapitulation dessen, was früher war. Eine Reaktion ist gekennzeichnet durch die Unverhältnismäßigkeit der Mittel in bezug auf das sie auslösende Ereignis.

Mit der Reaktion geht im Körper in der Regel eine Art von Rückzug oder Kontraktion einher. Beim Respons hingegen kommt es zu einer gewissen körperlichen Öffnung oder Bereitschaft. Die Reaktion ist eine Abwehrhandlung, die aus dem Verlust unserer Grenzen resultiert

– wir werden von unseren alten Verhaltensmustern regelrecht heimgesucht. Beim Respons hingegen bekommen wir unsere Grenzen zurück – wir unterscheiden zwischen dem, was in der Vergangenheit war, was in der Zukunft geschehen könnte und was in der Gegenwart tatsächlich passiert. Hier können wir ansetzen, um die beiden voneinander abzugrenzen. Reaktion ist aus dieser Sicht keine negative oder schlechte Erfahrung. Es ist vielmehr so, als würde unser inneres Selbst einfach nur die Hand heben und sagen: „Achtung! Hier brauche ich Hilfe!" Und damit bietet sich uns eine Chance zur Transformation. Wenn wir unsere Achtsamkeit auf unseren Körper lenken und zwischen Respons und Reaktion unterscheiden, finden wir den Weg, der uns nach Hause führt – heim zu unserem ersten und ursprünglichen Zuhause: unserem Körper.

Ein jeder von uns hat seine eigenen individuellen Respons- und Reaktionsmuster. Ich selbst neige beispielsweise dazu, die Zähne zusammenzubeißen und die Augen zuzukneifen, wenn ich reagiere. Bei vielen anderen ist eine Veränderung oder Verflachung der Atmung zu beobachten. In der Phase des Aneignens identifizieren wir unsere Reaktionsgewohnheiten und arbeiten bewußt damit. Oft geht mit der Reaktion ein Bewegungsindikator einher – eine subtile Geste, die wie ein Pfeil auf eine noch offene Wunde hinweist. In der Phase des Aneignens arbeiten wir darauf hin, Reaktionsgewohnheiten in bewußte Handlungen zu verwandeln. Auf diese Weise bekommen wir Zugang zu unserer Fähigkeit, mit spielerischer Leichtigkeit auf ein Ereignis einzugehen und es abzuschließen.

Wenn wir uns entschließen, uns mit einer alten Verletzung auseinanderzusetzen, anstatt sie zurückzuweisen, zu projizieren und zu kontrollieren, findet sie endlich Ruhe. Sie fordert keine ständige Beachtung mehr, und wir sind von der Notwendigkeit befreit, sie immer wieder zu durchleben und ähnliche Situationen anzuziehen. Jener

Teil in uns, der ein ausgeklügeltes Verteidigungssystem darum errichtet hat, stirbt langsam ab. Klienten in der Phase des Aneignens berichten oftmals von einem Gefühl des nahenden Todes, und dies beschreibt treffend, was in ihnen vorgeht. Etwas in ihnen *stirbt tatsächlich*. Jener Teil von ihnen, der um diese alte Verletzung herum eine Identität, Glaubenssätze und eine Strategie aufbauen mußte, hat seine Daseinsberechtigung verloren. Eine der tiefgreifendsten Erfahrungen des Aneignungsprozesses ist, sich von jenem Teil zu verabschieden und ihn sterben zu lassen.

Wie läßt sich ein solcher bewußter Tod herbeiführen? Er stellt sich ein, wenn wir unsere Aufmerksamkeit auf unsere aktuelle, direkte Erfahrung gerichtet halten, ihr ehrlich gegenübertreten und die Wahrheit darüber sagen. Ehrlich und offen über etwas zu sprechen, ist ein ausgesprochen wirkungsvolles Mittel zur Heilung einer Sucht, denn dies kann uns den Weg nach Hause zu uns selbst weisen. Wir geben damit eine Feststellung des Status quo ab, die uns mit unserer Essenz in Verbindung bringt und uns aus unserer Essenz heraus handeln läßt. Es gibt kaum etwas Lebensbejahenderes, als ehrlich zu sein, und damit löst sich die lebensverneinende Einstellung, die im Zuge der Sucht Fuß fassen konnte. Oftmals ist uns die Strategie zur Aufrechterhaltung der Sucht so sehr in Fleisch und Blut übergegangen, daß wir die Wahrheit nicht erkennen, selbst wenn wir sie direkt vor Augen haben. Wir müssen wieder lernen, was Wahrheit ist und wie wir sie in Worte fassen können. Hier einige Grundcharakteristika wahrheitsgemäßer Aussagen:

- Sie sind eher beschreibend als interpretierend: „Ich neige dazu, mich auszuklinken, wenn du sprichst" und nicht „Du langweilst mich, wenn du sprichst."
- Sie beziehen sich auf uns selbst: „Das macht mir angst" oder „Ich war gestern auf dich wütend."

- Sie beschreiben unseren innneren Zustand und nicht unsere Position: „Meine Hände sind feucht" oder „Ich möchte am liebsten auf und davon gehen" und nicht „Wenn ich mit dir zusammen bin, wird mir übel."
- Sie sind über jede Diskussion erhaben: „Ich spüre so ein Flimmern im Magen" und nicht „Du läßt mich immer hängen."
- Sie werten nicht: „Es macht mir jedesmal angst, darüber zu reden" und nicht „In diesem Punkt bin ich einfach ein Feigling und Angsthase."
- Sie basieren auf direkter Erfahrung: „Wenn ich dich sehe, spüre ich ein Stechen in der Brust" und nicht „Das hat mit den unterschwelligen Problemen mit meiner Mutter zu tun."
- Sie rufen ein gutes, prickelndes Körpergefühl hervor: „Ich bin so erleichtert, Ihnen das alles erzählt zu haben. Ich zittere am ganzen Körper und habe Angst, doch zum erstenmal seit Monaten kann ich wieder richtig frei atmen."

Folgendes hingegen hat *nichts* mit der Wahrheit zu tun:
- Vorwürfe an andere Menschen: „Was du getan hast, war falsch" oder „Du machst mich wütend."
- Unverrückbare Feststellungen: „Ich bin ein schlechter Mensch" oder „Ich habe recht."
- Meinungen oder Werturteile: „Du bist wütend auf mich" oder „Was du getan hast, war eine widerwärtige Gemeinheit."
- Aussagen aus zweiter Hand: „Sie hat mir gesagt, daß du mich nicht leiden kannst."

Die Wahrheit zu sagen, setzt eine Menge Energie frei, und zwar sowohl in uns selbst als auch in den Menschen, mit denen wir sie teilen. Energie wird immer dann erzeugt, wenn wir uns mit unserer Essenz verbinden. Oftmals halten wir die Wahrheit zurück, weil wir an so viel Energie gar nicht gewöhnt sind und glauben, nicht damit umgehen zu können, oder aber weil wir meinen, die Menschen, denen wir sie sagen könnten, seien außerstande die dadurch entstehende intensive Lebendigkeit zu verkraften. Diese aus einer Co-Abhängigkeit heraus entstehenden Annahmen basieren auf früheren Erfahrungen, die uns gelehrt haben, daß wir alleingelassen, als unartig geschimpft, bestraft oder zu kurz kommen werden, wenn wir einen klaren Standpunkt beziehen. Wenn wir nicht die Wahrheit sagen können, und gelernt haben, uns unwahrer Aussagen nach obigem Muster zu bedienen, werden wir mit der Zeit Wahrheit mit Schmerz assoziieren. All die oben genannten Unwahrheiten sind dazu angetan zu verletzen. Wenn das die Wahrheit sein soll, wollen wir lieber nichts damit zu tun haben!

In Wirklichkeit aber ist die durch Wahrheit und Ehrlichkeit freigesetzte Energie absolut wohltuend und transformativ, wenn wir nur den Signalen unseres Körpers folgen. Dies wurde bei einer Klientin deutlich, die sich zu einem Arbeitskollegen hingezogen fühlte. Ihrem Mann gegenüber verschwieg sie diese Tatsache, weil sie meinte, es würde ihn verletzen und wütend machen. Nachdem sie ohnehin nicht gedachte, ihrem Impuls nachzugeben, war doch auch nichts gegen dieses kleine Geheimnis einzuwenden, oder? Worüber sie aber schon sprechen wollte, war die mangelnde sexuelle Lust, die sie in jüngster Zeit auf ihren Mann verspürt hatte. Als ich auf einen möglichen Zusammenhang zwischen beidem hinwies, ging sie zunächst in die Defensive. Sie hatte ungeheuere Angst, daß es *in der Tat* einen Zusammenhang zwischen ihren Gefühlen für diese beiden Männer gab. Als sie in die durch diese Angst ausgelöste Verkrampfung des Magens hineinspürte, hörte sie auf einmal die Stimme ihrer Mutter, die ihr als Kind erklärt hatte, daß man sich selbst nicht anfassen dürfe. Sie hatte ihr damals gesagt, daß kein Mann sie würde heiraten wollen, wenn er herausfände, daß sie sich je selbst berührt habe. Als sie bei dem Gefühl blieb und es zum Abschluß brachte, indem sie dem Schütteln, das ihren Oberkörper ergriff, freien Lauf ließ, wurde ihr klar, daß sie diese Situation von damals verinnerlicht hatte. Sie hatte in ihr zu der Überzeugung geführt, daß Sexualität generell etwas Schlechtes sei, was sie auf ihren Mann projiziert hatte. Nach jener Sitzung ging sie nach Hause und erzählte Ihrem Mann alles. Ihre Ehrlichkeit brach den Damm der beiderseitig unterdrückten Gefühle. Als sie sich einander so offen und ehrlich zeigten, fühlten sie sich auf einmal sexuell derart zueinander hingezogen wie seit der Zeit ihrer ersten Verliebtheit nicht mehr. Wenige Tage später rief mich meine Klientin an, um mir mitzuteilen, sie und ihr Mann seien zu der Überzeugung gelangt, daß die Wahrheit zu sagen zu den erotischsten Dingen gehöre, die sie jemals erlebt hatten.

In jeder Erfahrung gelangen wir an einen Punkt, an dem wir entweder die Wahrheit sagen oder davor zurückweichen können. Hier ein paar mögliche Verhaltensweisen, die wir an den Tag legen, wenn wir an diesem Punkt der Ehrlichkeit den Rücken kehren und uns statt dessen in den Suchtprozeß hineinbewegen:

- Wir stellen uns dumm. Urplötzlich wissen wir nicht mehr, was los ist oder wie wir uns fühlen.
- Wir intellektualisieren. Dabei versuchen wir, unsere mangelnde Authentizität durch oftmals treffsicheres und brillantes Analysieren der Lage zu überspielen.
- Wir bringen Ausreden vor und erfinden Gründe, die es legitim erscheinen lassen, daß wir es so und nicht anders erzählen.
- Wir werden depressiv und hoffnungslos und geben uns der Meinung hin, es sei zu schwierig oder vergeblich oder schlichtweg unmöglich.
- Wir weigern uns, Verantwortung zu übernehmen, und beschließen, es sei das Problem oder die Schuld der anderen. Sie müssen sich ändern, nicht wir.

- Wir versuchen es mit Kontrolle und stellen entweder Bedingungen auf, um die Wahrheit zu sagen („Ich tu's, wenn du es tust"), oder wir halten sie so lange zurück, bis wir alles unter Kontrolle haben, oder wir bringen einen anderen mit Emotionen wie Zorn oder Freundlichkeit dahin, es für uns zu tun.
- Wir stellen Fragen, statt Antworten zu geben. Auf einmal interessieren wir uns dafür, was in dem *anderen* Menschen vorgeht.

Mit all diesen Strategien lassen wir uns auf Kompromisse ein und geben einen Teil unserer Energie und Lebendigkeit auf, um uns vor der positiven Energie oder den Gefühlen des Mangels zu schützen, die mit der Wahrheit zum Vorschein kämen. Dies mag in unserer Kindheit durchaus angebracht gewesen sein, doch als Erwachsene bringt uns ein solcher Kuhhandel nichts als Schmerz, Empfindungslosigkeit und Dysfunktion ein.

Manchmal bedarf es mehrerer Schritte, um bis zur tieferen Wahrheit vorzudringen. Das liegt daran, daß sich uns die Wahrheit oft in Schichten erschließt und eine Aussage zu der jeweils darunterliegenden führt. In dem Maße, in dem wir uns durch immer genauere Beschreibung unserem Wesenskern nähern, wird unser Körper von einer heftigen Vibration erschüttert, und wir wissen, daß wir Zugang zu unserer Essenz gefunden haben und sie uns nunmehr zu eigen machen. Diese Vibration ist ein Zeichen der zurückkehrenden Lebendigkeit – mit ihr jubiliert unser Körper in dem Wissen, daß es gut ist, hier auf dieser Welt zu sein, mit jeder Faser unseres Seins.

Das folgende Protokoll eines Therapiegesprächs veranschaulicht das Prinzip des schichtenweisen Vordringens zur Wahrheit. Die Klientin Sue war zu mir gekommen, um mir ihr Leid über ihre wechselhafte Beziehung zu ihrem Freund zu klagen. Er war am Abend zuvor bei ihr gewesen, und es war zu einer Auseinandersetzung gekommen. Sie beschwerte sich vor allem darüber, daß ihr Freund sich weigerte, eine monogame Beziehung mit ihr einzugehen.

CHRISTINE: Mir fällt auf, daß Sie immer, wenn Sie über den Streit sprechen, so eine schweifende Bewegung mit den Händen machen. Bleiben Sie einmal bei dieser Bewegung.
SUE: (*läßt ihre Hände schweifen*) Ich fühle mich gerade so, als hätte mich jemand durchgerüttelt.
CHRISTINE: Hat der Streit Sie so durchgerüttelt?
SUE: Ja. Er will einfach nicht einsehen, wie unreif sein Verhalten ist.
CHRISTINE: Lassen Sie sich einfach auf dieses Gefühl des Durchgerütteltseins ein. Spüren Sie hinein.
SUE: (*schließt die Augen und überläßt ihren Körper den schüttelnden Bewegungen*) Ich würde ihn am liebsten an den Schultern packen und durchrütteln, ein Fünkchen Verstand in ihn hineinrütteln.
CHRISTINE: Weiter so. Lassen Sie das Schütteln zu. Mir fällt auf, daß Sie dabei die Hände verkrampfen.
SUE: (*ballt ihre Hände zu Fäusten*) Wenn er nur wüßte, wie weh mir das tut, wie weh er mir tut!
CHRISTINE: Kommen Sie mit Ihrer Aufmerksamkeit in Ihre Hände zurück. Was würden die im Augenblick am liebsten tun?
SUE: (*führt die Hände in ihrer verkampften Haltung an den Hals, als ob es sie würge*) Ich habe das Gefühl zu ersticken. Es fühlt sich an, als hätte ich Angst.
CHRISTINE: Gut. Bleiben Sie bei diesem Gefühl. Erinnert Sie diese Angst an irgend etwas?
SUE: (*fängt an zu weinen*) Es ist andauernd so, wenn ich mit ihm zusammen bin.
CHRISTINE: Erinnern Sie sich, wann Sie dieses Gefühl zum erstenmal hatten?
SUE: Als Kind (*sie weint ein oder zwei Minuten lang*).
CHRISTINE: Woran erinnern Sie sich im Augenblick?

SUE: Wie mein Vater meine Mutter anschrie, wenn sie weiter so herummeckern würde, dann würde er eben gehen. Und dann stürmte er immer aus dem Haus, und meine Mutter weinte.
CHRISTINE: Und wenn das passierte, hatten Sie jedesmal Angst?
SUE: Ja. Ich habe mich dann immer hinter dem Sofa versteckt.
CHRISTINE: Was fühlen Sie im Augenblick in Ihrem Körper?
SUE: Ich habe so ein einschnürendes Gefühl in der Brust. So als wollte ich aufgeben.
CHRISTINE: Kommt Ihnen das irgendwie bekannt vor?
SUE: (*verzieht den Mund zu einem Lächeln*) Ja, mal bin ich wütend auf meinen Freund und mal will ich mit ihm Schluß machen.
CHRISTINE: Was wünschen Sie sich denn von Ihrem Freund?
SUE: Daß er zu Hause bleibt! (*ballt die Fäuste*)
CHRISTINE: Wie Ihre Mutter es sich von Ihrem Vater gewünscht hat...
SUE: (*in Tränen*) Ja.
CHRISTINE: Wie ist Ihre Mutter in diesem Zusammenhang mit Ihrem Vater umgegangen?
SUE: (*überlegt einen Moment*) Nach dem Abendessen wurde sie immer irgendwie nervös und unruhig. Dann fragte sie in sarkastischem Ton, ob er noch ausgehen würde. Und dann fingen sie jedesmal an zu streiten. (*Sie schweigt eine Weile.*) Das hört sich an, als ob ich genau das gleiche noch einmal inszeniere, nicht wahr?
CHRISTINE: Genau.
SUE: Ich will nicht wie meine Mutter sein! Sie war immer unglücklich und beklagte sich ständig darüber, allein zu sein.
CHRISTINE: Schließen Sie einmal die Augen und richten Sie Ihre Aufmerksamkeit nach innen. Was fällt Ihnen auf?

SUE: (*nach einiger Zeit*) Ich spüre so ein Ziehen in der Brust. So als würde mir mein Herz wehtun.
CHRISTINE: Daß Sie Ihr Herz spüren und es Ihnen wehtut, ist also das gleiche?
SUE: (*lachend*) Ja.

Den Rest der Sitzung verbrachten wir damit, über das gebrochene Herz zu sprechen, das Sue von ihren Eltern geerbt hatte. Wir erarbeiteten eine Übung, in der sie auf ihr Herz achten und dabei solche Momente registrieren sollte, die nicht in ihr Muster des gebrochenen Herzens paßten. Das waren vor allem die Momente, in denen sie mit ihrem Hund zusammen war, den sie über alles liebte und von dem sie sich total geliebt fühlte. In späteren Sitzungen spielten wir mit dem Gedanken, daß sie ihren Freund ja einmal wie ihren Hund behandeln könne (die Idee belustigte uns sehr). Mit der Zeit merkte sie, wann sie die Angst in sich aufsteigen fühlte, daß er gehen könnte, und sie arbeitete daran, in solchen Momenten offen und ehrlich mit ihm über ihre Gefühle zu sprechen. Sie war in der Lage, Ihre Angst zum Ausdruck zu bringen und ihm zu sagen, wie deutlich sie erkannte, daß sie tief in Ihrem Inneren die Nähe zu ihm fürchtete. Auch er sprach mit ihr über seine Angst vor zu großer Nähe. Und sie berichtete mir, daß sie durch eben diese Gespräche zu mehr Nähe fanden.

Dieser Fall ist ein Beispiel dafür, wie man zur Wahrheit zurückfinden kann. Wenn sich das Leben problematisch gestaltet, liegt das daran, daß wir aus irgendeinem Grund aus dem Takt mit ihm geraten sind. Die eigene Fährte zurückzuverfolgen und festzustellen, an welcher Stelle wir vom Pfad der Wahrheit abgewichen sind, hilft uns, zu uns selbst zurückzufinden. Sue lernte zwischen dem Respons auf Annäherungsmöglichkeiten an ihren Freund und den Reaktionen auf ihre Vorgeschichte zu unterscheiden. Indem sie zu ihrer direkten Erfahrung zurückfand und diese zum Ausdruck brachte, fand sie zu sich selbst, anstatt die Gefühle ihrer Eltern stets aufs neue zu inszenieren.

Einer der großartigsten Nebeneffekte des Ehrlichseins besteht darin, daß es uns unsere natürliche Anmut zurückverleiht. Wenn wir uns mit dem Fluß der Ereignisse treiben lassen, wird alles viel leichter. Wenn wir unsere Essenz direkt erfahren, erfüllen wir die Welt mit Anmut. Auf einmal können wir die unseren Mitmenschen innewohnende Anmut wahrnehmen. In diesem Sinne ist Anmut die sich selbst erkennende Essenz. In der Phase des Aneignens finden wir zu unserer Fähigkeit zurück, die Essenz aller Dingen zu begreifen und im Einklang mir ihr zu schwingen.

ZUR INTEGRITÄT ZURÜCKFINDEN

Sich der Wahrheit zu verpflichten, ist ein zutiefst transformierender Akt. Er erweckt unsere Integrität und unser Vertrauen in uns selbst und in die Welt. Er bringt uns in den Himmel der freien Entscheidung zurück und befreit uns aus der Hölle der Zwanghaftigkeit. In dem Maße, in dem wir in unserem Leben mehr Verantwortung übernehmen, befinden wir uns im Einklang mit dem Leben. Integrität ist ein interessanter Begriff, denn er bedeutet sowohl Ganzheit, Vollständigkeit und Unversehrtheit als auch Redlichkeit. Diese Mehrfachbedeutung ist kein Zufall – eine bedingt die andere. Sie treten gemeinsam auf.

Integrität sagt also etwas über den Zustand unseres Körpers und den Zusammenhalt seiner Funktionen aus. Wir durchbrechen den Zusammenhalt unseres Körper, wenn wir uns von der ganzen Fülle unserer Sinneseindrücke abschneiden oder Kontrolle ausüben und nur noch die Eindrücke zulassen, die wir für angebracht halten. Wir stellen den physischen Zusammenhalt wieder her, indem wir uns auf die Verarbeitung der Rohdaten zurückbesinnen und das erfahren, was hier und jetzt geschieht. Auf diese Weise gewinnen wir unseren Körper zurück und können uns im Rhythmus des Lebens bewegen und uns von ihm bewegen lassen.

Emotionale Integrität bedeutet, ein Gefühl von Anfang bis Ende so zu belassen wie es ist. Emotionen sind vorübergehende Phänomene. Sie kommen und gehen. Sie sind Energieimpulse, die unseren Gleichklang mit dem jeweiligen Geschehen korrigieren und nachjustieren. Ich erinnere mich, wie mir ein Freund sagte, wie besonders schön ich an jenem Tag aussah. Ich wurde rot, hielt die Luft an und sagte irgend etwas Negatives. Mein Freund machte mich darauf aufmerksam. Als ich noch einmal in mich hineinspürte, erkannte ich, daß mir seine Worte peinlich gewesen waren. Der Grad an Peinlichkeit entsprach dem Maß an Energie, das ich aufwenden mußte, um die Erfahrung in den Griff zu bekommen. Was er mir sagte, stand im Widerspruch zu meiner tiefsitzenden Überzeugung, eine „graue Maus" zu sein. In meinem Gefühl spiegelte sich die Distanz zwischen diesen beiden Punkten; es sollte mir helfen, um mich herum wieder eine Wirklichkeit zu schaffen, in der es keine Distanz zwischen meinen Überzeugungen und meinen Erfahrungen gab. Ich verstand, daß ich den mich limitierenden Glaubenssatz von meiner Häßlichkeit nicht länger aufrechtzuerhalten brauchte. Und ungeachtet des Wissens, daß ich nicht gerade aussehe wie ein Titelmodel von *Vogue* verstand ich, daß ich mit meiner Definition von Schönheit spielen und sie so gestalten kann, daß ich mich absolut lebendig fühle und die Lebendigkeit anderer fördere.

In dem geschilderten Fall barg das Gefühl der Peinlichkeit ein Energiemoment, das mir die Kraft zur Transformation gab und mich in harmonischeren Einklang mit mir und der Welt brachte. Wenn ich die Chancen wahrnehme, die ein Gefühl mir bietet, kann ich den vollen

Nutzen daraus ziehen. Lasse ich sie hingegen verstreichen, werde ich die Emotion als eine Bedrohung des Status quo erleben. Ich wehre mich dagegen und bemühe mich zwanghaft, sie um jeden Preis in Schach zu halten. Dabei geht mir meine emotionale Integrität und die Fähigkeit, über meine Gefühle zur Ganzhheit zu finden, verloren. Meine Gefühle werden zu etwas, vor dem ich mich fürchte; gleichzeitig bestätigen sie sich paradoxerweise immer wieder selbst. Gefühle sind dazu da, uns Anstöße zu geben, und sie dauern so lange fort, bis sie uns auf eine höhere Ebene des Seins gebracht haben. Folglich ist das, was wir immer wieder fühlen, etwas, das wir noch nicht zu Ende gefühlt haben.

Emotionen bewirken eine Sofort-Evolution. Sie durchfluten unseren Organismus mit der Energie für die Transformation und Mutation zu der Lebensform, die wir uns sehnlichst wünschen und für die wir geschaffen sind. Sie lokalisieren unsere Erfahrung und rütteln uns auf, damit sich die Dinge zu einem neuen, vollkommeneren Bild formieren können.

Integrität ist gleichzeitig auch ein gedanklicher Vorgang. Wissen zu wollen, wer wir sind, erscheint ebenso überzogen wie das Festhalten an starren Glaubenssätzen. Unsere ganze Spezies kommt offensichtlich immer dann in allergrößte Schwierigkeiten, wenn wir davon überzeugt sind, unser Glaube sei Realität in ihrer absoluten Form. Im Absolutismus muß jeder, der nicht glaubt, was alle glauben, zwangsläufig im Unrecht sein, und diese Auffassung ruft Kontrolle und Gewalt auf den Plan. Im Absolutismus werden unsere Glaubenssätze wichtiger und realer als unsere Erfahrung. Das Negieren der Wirklichkeit ist eine nur allzu vertraute Methode, um einen Krieg zu beginnen. Wie unsere Zellen, so scheinen auch Glaubenssätze am besten zu funktionieren, wenn sie durchlässig sind. Anders ausgedrückt: Unser Glaube muß *nützlich und im Alltag tauglich* sein.

Ein Glaubenssatz ist integer, wenn er das widerspiegelt, was tatsächlich geschieht. Auf diese Weise ist er nützlich und gewinnt Alltagstauglichkeit. Ich persönlich glaubte beispielsweise, Männer seien nie da, wenn man sie wirklich braucht. Dieser Glaube mag zwar unzutreffend gewesen sein, doch für mich war er in meiner Kindheit ausgesprochen nützlich, denn er brachte mich meiner Mutter näher, die diese Auffassung mit mir teilte. Unser gemeinsamer Glaube schuf die Bindung, die ich brauchte. Für mich als Erwachsene hat dieser Glaubenssatz natürlich seine Alltagstauglichkeit verloren, zumal all meine Versuche, die Welt ihm entsprechend aussehen zu lassen, fehlgeschlagen sind. Ich litt und ließ ein paar Männer in meinem Leben mitleiden, bis ich endlich bereit war, meinen Glauben aus meinen aktuellen Erfahrungen abzuleiten statt mich von dem Wunsch nach Nähe zu meiner Mutter regieren zu lassen. Letztendlich änderte ich meine Glaubenssätze, um sie für mich und mein Leben tauglicher werden zu lassen. Auf diese Weise können wir Glaubenssätze für uns arbeiten lassen anstatt von ihnen gesteuert zu werden.

Eines der schlimmsten Dinge, die wir Kindern antun können, ist, ihnen unseren Glauben aufzuzwingen, indem wir ihnen sagen, sie müßten so handeln wie es uns und nicht wie es ihnen selbst entspricht. Indem wir ihnen die Botschaft vermitteln, daß Glaube gar von einer höheren Instanz verordnet wird und sich nicht aus der direkten Erfahrung speist, erzeugen wir in ihnen einen Zustand der moralischen Deprivation.

Die kognitive Integrität, die wir uns in der Phase des Aneignens erarbeiten, stellt die Integrität und Tauglichkeit von Glaubenssätzen wieder her. Glaube ist die Proklamation der gegenwärtigen Situation und Konfiguration. Beim Aneignen bleiben wir total in der direkten Erfahrung, damit sie uns ganz und gar durchdringen kann und auch wir sie völlig durchdringen können. Wir nehmen sie in uns auf, und gleichzeitig nimmt sie uns in sich auf.

Ich habe einmal mit einem Klienten gearbeitet, der als Kind wegen jeder Kleinigkeit geschlagen wurde. Als er schließlich als Erwachsener in die Therapie kam, brauchte er eine ganze Weile, um überhaupt zum Ausdruck bringen zu können, daß er tief in seinem Innern die Welt für feindlich und grausam hielt. In einer Sitzung machte er einen unleidlichen Kollegen für seine Probleme am Arbeitsplatz verantwortlich. Daraufhin fragte ich ihn, woher er wisse, daß dieser Kollege so unleidlich sei. Es dauerte eine ganze Weile, bis er erkannte, daß er davon ausgegangen war, weil der Mann ihn immer stirnrunzelnd ansah. Er glaubte, sein Kollege sei mit seinen Leistungen nicht zufrieden. Als er am nächsten Tag zur Arbeit ging, brachte er die Sache zur Sprache. Der Kollege war überrascht; es war ihm gar nicht aufgefallen, daß er bei jeder Begegnung mit meinem Klienten die Stirn runzelte. Bei näherer Betrachtung stellte sich heraus, daß der Kollege immer dann die Stirn runzelte, wenn mein Klient seinen – wie er es beschrieb – leidenden Gesichtsausdruck aufsetzte. Das Stirnrunzeln war also in Wirklichkeit ein Ausdruck von Besorgnis. In einer späteren Sitzung fand mein Klient Zugang zu einer Erinnerung daran, welchen Gesichtsausdruck sein Vater immer gehabt hatte, unmittelbar bevor er ihn schlug.

Oftmals entscheiden wir uns, aufgrund unserer verinnerlichten Glaubenssätze und nicht aufgrund unserer direkten Erfahrung zu handeln, wenn es uns an Informationen mangelt. Unser Gehirn ist auf die ständige Zufuhr von Sauerstoff und Glukose angewiesen; würde sie unterbrochen, würden wir bewußtlos werden und schon bald darauf sterben. Ich vermute, daß unser Gehirn gleichermaßen auf eine konstante Versorgung mit Informationen angewiesen ist. In Ermangelung von Informationen neigen wir dazu, Dinge zu erfinden, um die Lücke zu schließen, und zu diesem Zweck graben wir oft uralte Erinnerungen aus. Wenn ich nicht weiß, wo sich mein Mann gerade aufhält, gehe ich automatisch davon aus, daß er bei einer

Freundin ist. Verschweigt mir meine Freundin, was in ihr vorgeht, glaube ich sofort, sie sei wütend auf mich und zöge sich deshalb zurück. Wir haben es hier mit dem mentalen Gegenstück zur sensorischen Deprivation zu tun. Wenn wir selbst oder andere uns Informationen vorenthalten, werden wir verrückt und fangen an, Dinge zu sehen, die es in Wirklichkeit womöglich gar nicht gibt.

SCHULDZUWEISUNGEN UND BÜRDEN

Verantwortlich zu sein, ist eine natürliche Seinsform, die man uns im Laufe der Zeit aberzogen hat. Um zu dieser uns angeborenen Fähigkeit zurückzufinden, bedarf es einiger Übung. Wenn wir weniger als hundert Prozent der Verantwortung für unsere Erfahrung übernehmen, müssen wir unser Leben um Schuldzuweisungen herum organisieren. Fühle ich mich nicht voll verantwortlich, muß zwangsläufig ein anderer den Rest der Verantwortung tragen. In der Paartherapie ist dieser Schlagabtausch häufig zu beobachten. Dabei arbeitet jeder der Partner darauf hin, den anderen zur Übernahme der Verantwortung zu bewegen. Eine weit verbreitete Strategie besteht darin, nur einen Teil – sagen wir dreißig Prozent – der Verantwortung zu übernehmen und dann vom Partner zu erwarten, er möge doch die anderen siebzig Prozent tragen („Zugegeben, ich bin zu spät gekommen, aber du hättest dich deswegen nicht so aufregen müssen!") Übernehmen wir hundert Prozent, so brauchen wir von niemandem etwas zu beanspruchen und räumen unseren Mitmenschen die Freiheit ein, ihre eigenen Erfahrungen zu machen. Ein weiterer Vorteil der hundertprozentigen Übernahme der Verantwortung liegt darin, daß wir dadurch die Macht zurückbekommen. So lange andere ganz oder teilweise für unsere Erfahrungen verantwortlich sind, haben sie die Macht in der Beziehung. Es steht in ihrer Macht, ob wir uns gut oder schlecht fühlen.

Ihnen gehört ein Stück von uns. Und wir müssen Kontrolle über sie ausüben, um die Erfüllung unserer Bedürfnisse zu erreichen.

Übernehmen wir mehr als hundert Prozent der Verantwortung für unsere Erfahrungen, lasten wir uns eine Bürde auf. Wenn wir nicht nur für unsere eigenen Gefühle verantwortlich sind, sondern auch noch für die Gefühle anderer Menschen, dann laden wir uns damit eine schwere Last auf die Schultern. Spüren wir eine solche Bürde, wissen wir, daß wir nicht bei hundert Prozent liegen. Stehen wir mit einem anderen in Interaktion und übernehmen die Verantwortung dafür, wenn dieser auf einmal traurig wird, dann besitzen wir damit einen Teil von ihm. Fortan müssen wir sehr gut darauf achten, was wir tun und sagen, um ja richtig für ihn zu sorgen und ihn bei Laune zu halten. Denn schließlich wissen wir ja, was am besten für ihn ist.

Ich habe oft beobachtet, wie jemand bei dem Versuch, die Verantwortung zu übernehmen, einen Schritt zu weit gegangen ist und sich eine Bürde aufgeladen hat. Das ist meiner Meinung nach eines der Grundmißverständnisse der New-Age-Bewegung. Eine meiner Studentinnen lieferte kürzlich ein illustres Beispiel hierfür. Sie war als Kind sexuell mißbraucht worden, und als wir zum Thema des Aneignens kamen, stellte sie folgende Frage: „Ich weiß, daß ich diese Mißbrauchssituation herbeigeführt habe, um etwas daraus zu lernen. Doch ich verstehe einfach nicht, was das ist. In welchem Punkt weiche ich hier meiner Verantwortung aus?"

Ich fragte sie, was sie empfinde, wenn sie die Verantwortung für den Mißbrauch in ihrer Kindheit übernähme. Sie meinte, sie habe dabei so ein dumpfes, schweres Gefühl. Daraufhin bat ich sie, mit verschiedenen Betrachtungswinkeln zu spielen. Sie solle doch einmal die Verantwortung für das Mißbrauchserlebnis ganz ablegen und statt dessen die Verantwortung für das dumpfe, schwere

Gefühl übernehmen. Auf diese Weise gelang es ihr, im gegenwärtigen Augenblick zu ihrer Kraft zu finden und sich ihrer momentanen Gefühle anzunehmen, anstatt sich mit einem Vergehen zu belasten, das man ihr angetan hatte.

Was sie dabei erkannte, war wiederum ein Ergebnis ihres Mißbrauchserlebnisses. Sie hatte das mit der Verantwortung durcheinandergebracht. Auf einmal konnte sie darüber sprechen, daß sie in ihrem derzeitigen Leben Schwierigkeiten hatte, weil sie für alles und jedes die Verantwortung übernahm, und zwar ausgehend von der durch das Gedankengut des New Age geprägten Vorstellung, daß wir uns unsere eigene Welt schaffen. Sie hatte diesen Satz als Mittel zur Verstärkung ihrer Depression und Schuldgefühle eingesetzt. Wenn sie fortan wieder einmal glaubte, für alles, was ihr begegnete, verantwortlich zu sein, schob sie diese Auffassung beiseite und blieb einfach dabei, jeweils nur die Verantwortung für ihre direkte Erfahrung zu übernehmen. Innerhalb eines Jahres fand sie auf diese Weise Zugang zu einer beachtlichen Menge an physischer – und vor allem sexueller – Energie.

Verantwortlichkeiten mit einer Unzahl von Schuldzuweisungen und Bürden in einen Topf zu werfen, ist eines der typischen Merkmale einer Sucht. Es kostet viel Energie zu überlegen, wieviel Verantwortung wir selbst übernehmen sollten, wieviel andere tragen müßten und was zu tun ist, wenn diese nicht mit unserer Einschätzung einverstanden sind. Letztendlich reduziert sich das immer auf die eine Grundeinstellung, daß das Übernehmen von Verantwortung mit dem Eingeständnis von Schuld gleichzusetzen ist. Wenn wir uns jedoch dieser zwanghaften Vorstellung enthalten, können wir durch direkte Erfahrung unsere Fähigkeit zum Respons zurückerlangen.

Interessanterweise machen uns sowohl Schuldzuweisungen als auch Bürden zum Opfer, und es gibt auf Erden wohl keine Rolle mit größerem Suchtpotential als die des

Opfers. Ich wage zu vermuten, daß die Opferhaltung mehr Leben dahinrafft als jede suchterzeugende Substanz, weil viele Menschen schlicht und einfach lieber sterben als diese Rolle aufzugeben. Sie hat solchen Einfluß auf uns, weil sie auf der Annahme basiert, daß wir *im Recht* sind. Und Recht zu haben, macht vielleicht noch ein wenig süchtiger als Opfer zu sein.

Verantwortung zu übernehmen bedeutet nicht, daß jemand, der uns etwas antut, unbehelligt bliebe. Schließlich ist er selbst ebenfalls zu hundert Prozent verantwortlich. Hat man uns etwas angetan, sind wir *nicht* dafür verantwortlich, zum Opfer geworden oder machtlos gewesen zu sein. Beim Aneignen geht es darum, unsere Macht zurückzubekommen. Und dies gelingt, indem wir alles und jedes, was uns in unserer direkten Erfahrung begegnet, als Kraftquelle zur Transformation benutzen. Jede Erfahrung, die wir wegwerfen, ist Müll. Jede Erfahrung, die wir nutzen, ist Dünger für unser Wachstum.

Es hilft, die Körpersignale deuten zu lernen und zu wissen, wie sich Schuldzuweisungen und Bürden anfühlen. In Phasen, in denen ich anderen die Schuld zuschiebe, fühle ich einen kaum kontrollierbaren Drang, die Stirn zu runzeln und mit dem Finger auf den Betreffenden zu weisen. Habe ich mir eine Bürde aufgelastet, zieht mir das Energie ab, und meine Brust sinkt ein. Wer diese manchmal sehr subtilen Zeichen kennt, kann sich die Reaktivität zunutze machen und die Vergangenheit aufarbeiten, die sie immer wieder auftreten läßt.

Integrität und Verantwortung bilden ein alchemistisches Gebräu, welches das Blei des Zurückhaltens von Leben in das Gold des Tanzens mit dem Leben verwandelt. Und was noch wichtiger ist: Beide führen unseren Körper auf den Pfad der organismischen Selbstregulierung zurück. Gelingt es uns, auf die Botschaften unseres Körpers zu hören und ihnen zu vertrauen (denn sie sagen uns genau, was uns guttut und was schädlich für uns ist), dann können wir das

Fest des Lebens feiern. Wir haben die Wahl, und die daraus erwachsende Kraft ist der Treibstoff für unsere Reise zur Genesung und Transformation.

DER INNERE KRITIKER

Bietet sich uns die Gelegenheit zum Respons und zur Auseinandersetzung mit dem Leben, so fördert dies unverheilte Wunden oder einengende Begrenzungen zutage. Eine solche Gelegenheit ist wie eine sich öffnende Tür. Wenn sie aufgeht, springt womöglich das lang unterdrückte Monster des Selbsthasses heraus. Haben wir gelernt, unsere Achtsamkeit und Lebendigkeit zu begrenzen, und haben wir dieses Bild durch den Sucht- oder Habituationsprozeß gepflegt, hat sich in unserem Inneren ein „Kritiker" etabliert, der uns in unseren Begrenzungen hält. Der Kritiker arbeitet mit Kontrolle, Lob und Schuldzuweisungen, damit wir im Fahrwasser unserer Gewohnheiten bleiben und weniger unserer direkten Erfahrung folgen. Er nimmt oft Stimme, Gesten oder Körperhaltungen von Menschen an, die uns in der Vergangenheit kritisierten oder uns anders haben wollten, als wir tatsächlich sind.

Der Kritiker kann uns in vielen Formen und Größen begegnen, und manche davon sind ausgesprochen clever und beeindruckend. Einer meiner Lieblingskritiker lebt in einer meiner Klientinnen, deren Beschreibung zufolge er in weiblicher Form als gebieterische, gutgekleidete Frau auftritt, die auf einem imposanten Direktorensessel thront. Das, was sie sagt, klingt vernünftig und so überzeugend, daß meine Klientin niemals gut genug sein kann und es niemals wird recht machen können. Einer andereren Klientin begegnet ihr innerer Kritiker in Form einer jüdischen Großmutter, die ihr, was auch geschieht, stets sagt, daß es in Ordnung und sie den idiotischen Menschen ringsum ohnehin haushoch überlegen sei.

Der innere Kritiker ist ein ererbter Verwandter, ein spiritueller Besitz. Er ist ein Verbündeter der kognitiven Sucht und hat die Aufgabe, unsere direkte Erfahrung in Schach zu halten. Die direkte Erfahrung erscheint ihm bedrohlich, weil er zu Recht davon ausgeht, daß sie uns unsere Ganzheit wiedergeben will – das aber würde ihn seinen Job kosten. Was einen Kritiker so toxisch werden läßt, ist die Tatsache, daß wir meinen, er würde uns einen Gefallen tun, uns vor noch größeren Fehlern bewahren und somit in unserem Interesse handeln. Viele meiner Klienten gaben an, ihren Kritiker zu brauchen, weil er sie vor Fehltritten bewahre – und dies mag ursprünglich auch durchaus zugetroffen haben. Vielleicht mußten wir bestimmte Teile von uns verstoßen, um so zu wirken, wie jemand anderes uns haben wollte. Und der Kritiker ist jener Mechanismus, der uns solche Teile so weit auf Distanz hält, daß wir uns nicht mit ihnen zu identifizieren brauchen und uns damit sicher fühlen können.

Die Phase des Aneignens beginnt damit, daß wir die kritische Stimme in unserem Inneren identifizieren und ihren Zweck verstehen, der maßgeblich darin besteht, stets aufs neue unser Kindheitsumfeld um uns herum aufzubauen. Im Dienste dieses Status quo sagt der Kritiker oftmals Dinge, die zwar theoretisch zutreffend sind, im Grunde aber darauf abzielen, uns innerlich zu spalten. Der innere Kritiker ist schlau – er klingt so echt, so überzeugend. Mein Kritiker beispielsweise wies mich immer gnadenlos darauf hin, daß ich etwas verschwieg oder nur die halbe Wahrheit sagte. Ich brauchte eine ganze Weile, um zu erkennen, daß er mir auf diese Weise nicht die Gelegenheit bot, Abbitte für meine Sünden zu leisten und Besserung zu geloben, sondern nur darauf bedacht war, mich zu manipulieren.

Der rechte Umgang mit unserem inneren Kritiker besteht darin, ihn anzunehmen. Schließlich ist er aus gutem Grund entstanden, und indem wir ihm ganz bewußt die

Möglichkeit einräumen zu sagen, was er zu sagen hat, können wir jene Ursprungsmotivation aufdecken. Ich habe einen inneren Kritiker, den ich die „gute Lehrerin" nenne. Wenn sie in mir ans Werk geht, nehme ich die Schultern zurück, mache imposante Gesten mit den Armen und spreche mit fester, ausdrucksvoller Stimme. Natürlich kommt sie immer dann zum Vorschein, wenn ich tatsächlich in der Rolle der Lehrerin bin. Sie ist jener Teil von mit, der mir sagt, ich müsse schlau, präzise, fachlich fundiert und charmant sein, um von den Studenten geliebt zu werden. Tief im Inneren ist sie davon überzeugt, daß ich in Wirklichkeit dumm, töricht und eine Hochstaplerin sei und mich auf diese Weise vor meinen Studenten verstecken muß. Gleichzeitig meint sie, ich sei auf die Anerkennung meiner Studenten angewiesen, um glücklich und erfolgreich zu sein.

Ich fing an, sie kennenzulernen und mit ihr zu arbeiten, als ich total in ihre Rolle schlüpfte. Ja, ich übertrieb sogar ihre Haltung, Gesten und Versuche, die allerklügsten und beeindruckendsten Dinge zu sagen, die mir in den Sinn kamen. Als ich dies tat, entdeckte ich eine ganz neue Seite an ihr; im Grunde genommen war sie nämlich gleichzeitig überzeugt davon, daß ich die brillianteste, weiseste und beste Lehrerin im ganzen Land sei. Insgeheim setzte sie alles daran, eine aufgeblasene Christine zu erschaffen, die ich natürlich aus Höflichkeit niemals zeigen würde. Erst als ich diese beiden Seiten meiner inneren Kritikerin entdeckt hatte, konnte ich spielerisch mit ihr umgehen, anstatt mich von ihr dominieren zu lassen. Wann immer ich während einer Vorlesung spüre, daß sie sich in mir zu Wort meldet, unterbreche ich meinen Vortrag und schlüpfe zur Freude meiner Studenten in ihre Rolle. Dabei haben wir viel zu lachen, und ich diene gleichzeitig als lebendes Beispiel dafür, was innere Persönlichkeiten sind und wie wir uns mit ihnen anfreunden können.

Indem wir uns mit unseren inneren Persönlichkeiten anfreunden, machen wir sie uns zu eigen. Dabei erlangen wir Zugang zu unserer direkten Erfahrung und jenen unverheilten Verletzungen, die sie in unserem Körper, unserem Verhalten und unserem Denken hinterlassen haben. Gleichzeitig finden wir zu unserer Energie, zu unserem Urteilsvermögen und unserer ganzen Kraft zurück.

DER KREATIVE RESPONS

In dem Moment, in dem wir uns entschließen, wir selbst zu sein und im gegenwärtigen Augenblick zu uns zu finden, erwacht unsere Kreativität. Künstler und Philosophen beschreiben Kreativität oftmals als die innere Bereitschaft, eine alte Form und Betrachtungsweise sich auflösen und eine neue Wahrnehmungs- und Handlungsweise entstehen zu lassen. Einstein durchlief diesen Prozeß, als er als erster bereit war, seinen Glauben an die absolute Gültigkeit der Newtonschen Physik lange genug infrage zu stellen, um die Relativitätstheorie ersinnen zu können. Indem wir unser ganzheitliches Selbst in Besitz nehmen und bereit sind, jede Empfindung, Emotion und direkte Erfahrung für uns zu beanspruchen, kommt unser kreatives Potential zum Vorschein. In diesem Licht betrachtet entpuppen sich Sucht und Kreativität als Gegensätze, die nur schwer miteinander vereinbar sind. Die Sucht schützt uns davor, in unserem Leben zu einem kreativen Respons zu finden; gestehen wir hingegen der Kreativität in unserem Leben breiten Raum zu, so reduzieren sich selbstzerstörerische Angewohnheiten auf ein Minimum.

Wir können auf jedes Ereignis in unserem Leben kreativ eingehen, indem wir inmitten des Geschehens bei uns bleiben. Wenn wir uns unsere Erfahrung zu eigen machen, haben wir Zugang zu allem, was wir brauchen, um mit ihr auf zufriedenstellende Weise umgehen zu können, und wir sind stark genug, um die einzigartig kreative Reise zur Einheit mit der Essenz antreten zu können. Wir hören auf dahinzuvegetieren und lernen, Neues zu erschaffen. Die Wahrheit erfahren und ausdrücken zu können, ist bei diesem Unterfangen eine Frage von so eminenter Wichtigkeit, daß wir ihr spezielle Aufmerksamkeit schenken und uns gesondert damit befassen sollten. Nachstehend eine Übung, die uns helfen soll, die Wahrheit in unser Leben einziehen zu lassen.

EINE SCHRITTWEISE ÜBUNG, UM BEI DER WAHRHEIT ZU BLEIBEN

1. Beginnen Sie damit, Ihre aktuellen Erfahrungen zu beschreiben: körperliche Empfindungen, Schmerzen, Verspannungen, Gefühle, Gedanken. Seien Sie präzise und sorgfältig und bleiben Sie bei der reinen Beschreibung.

2. Bleiben Sie bei diesen Empfindungen und lassen Sie sie zur vollen Entfaltung kommen. Womöglich müssen Sie dazu tiefer atmen, sich im Raum bewegen, Geräusche von sich geben oder Ihre Gefühle zum Ausdruck bringen. Lassen Sie sich von Ihrem Körper führen, um zu einem präzisen, zutreffenden Ausdruck Ihres gegenwärtigen Erfahrens zu gelangen. Es ist wichtig, das Gefühl genau so zu belassen, wie Sie es empfinden. Wir sind oftmals dahingehend gepolt, unsere Gefühle größer oder unbedeutender oder anders erscheinen zu lassen, als sie in Wirklichkeit sind. Wenn Sie feststellen, daß Sie dies tun, dann bemühen Sie sich herauszufinden, auf welche Weise Sie Kontrolle über Ihre Gefühle ausüben und dies dann ausführlich und genau zu beschreiben.

3. Suchen Sie nach der Grundaussage oder -haltung, die hinter Ihrer gegenwärtigen Erfahrung steht. Wenn Sie sich

auf den oben beschriebenen Prozeß einlassen, geht das ganz von selbst. Das mag etwa so aussehen: Am Anfang steht eine Frage an Ihren Ehepartner, „Warum hast du das getan?" Dann geht es weiter mit Aussagen wie „Es hat mich geärgert, daß du das getan hast" und „Wenn ich mit dir spreche, balle ich unwillkürlich die Fäuste, und spüre, wie wütend ich im Augenblick bin". Dann folgt „Wenn ich meine Fäuste weiterhin so balle, höre ich eine Stimme in meinem Inneren, die mir sagt: 'Alle Männer verletzen dich'" und „Meine Mutter hat das immer gesagt, und ich bin unglaublich traurig, daß ich ihr geglaubt habe" und schließlich „Ich verstehe jetzt, daß ich versuche, dich wegzustoßen, weil ich annehme, du wolltest mich verletzen." In vielen Fällen können wir unsere Konflikte bis zu solchen Botschaften zurückverfolgen, die aus unbearbeiteten Verletzungen unserer Vorfahren resultieren. Sie sind uns durch das, was man uns gesagt oder verschwiegen hat, durch physische Interaktionen und Erfahrungen, durch intrauterines „Schwimmen" im Gebräu der nicht zum Abschluß gebrachten Gefühle unserer Eltern oder durch emotionale Kontrolle während unserer frühen Kindheit übermittelt worden.

4. Lassen Sie sich von der Woge der Energie tragen, die durch die Übermittlung der Wahrheit aus immer tieferen Schichten entsteht. In unserem Beispiel könnte sich die Betreffende durch intensives Weinen oder mit expressiven Bewegungen oder Lauten endlich von der Verpflichtung befreien, sich immer noch nach der Einstellung ihrer Mutter zu richten.

5. Setzen Sie den Zyklus des Beschreibens, Fühlens und Zum-Ausdruck-Bringens so lange fort, bis Sie sich absolut lebendig und präsent fühlen. Dies signalisiert, daß Sie Zugang zu Ihrem essentiellen Sein gefunden haben und von dort aus handeln.

6. Machen Sie sich auf und nutzen Sie diese Energie zu Ihrem eigenen Wohl und zum Wohl Ihrer Mitmenschen. Vielleicht würde Ihnen ein Bad oder ein gemächlicher Spaziergang guttun. Oder Sie haben Lust, einen guten Freund anzurufen, um sich mit ihm über das Erlebte auszutauschen. Eine solche Erfahrung bringt oftmals einen derartigen Schub an Wohlbefinden mit sich, daß wir das Bedürfnis haben, alle anderen noch ungeklärten Angelegenheiten zu bereinigen und zum Abschluß zu bringen. Nur zu! Lassen Sie sich nicht aufhalten!

Einer der beängstigendsten und zugleich befreiendsten Schritte, die ich je in meinem Leben getan habe, war, mir selbst zu versprechen, unter allen Umständen und ganz gleich in welchem Zusammenhang bedingungslos die Wahrheit zu sagen. Er wies große Ähnlichkeit zu meinem Schwur auf, nur dann Kuchen zu essen, wenn ich während des Verzehrens wach und offen für diese Erfahrung bleiben konnte. Es war höllisch schwierig und erschien mir als eine schier unüberwindliche Hürde. Ich hatte nicht geahnt, wie oft am Tag ich log. Als ich im Licht dieser beängstigenden Erkenntnis in mich hineinhorchte, wurde mir klar, daß Wahrheitstreue etwas wesentlich Komplexeres war, als ich je angenommen hatte. Wie gesagt, lag die Hauptschwierigkeit darin, daß ich mir oft nicht im klaren darüber war, was nun eigentlich der Wahrheit entsprach und was nicht. Das Wesen der Wahrheit zu ergründen, war ein langwieriger Prozeß. Dann wußte ich: Sie ist der bedingungslose Ausdruck der unbestreitbaren direkten Erfahrung. Als ich schließlich eine brauchbare Vorstellung von der Wahrheit hatte, begann ich zu ergründen, wie die Welt dazu steht.

Zunächst einmal gehörte ganz eindeutig der Verzicht aufs Lügen dazu. Dies war an und für sich schon schwierig genug, obwohl es oft als das Naheliegendste erscheint. Ich stellte fest, daß ich eine ganze Flut von Entschuldigungen für mein Lügen parat hatte. Hier nur einige Beispiele:

- „Es ist ja nur eine kleine Notlüge. Und es schadet niemandem."
- „Wenn ich lüge, erreiche ich mein gewünschtes Ziel und kann dem, was mich sonst vermeintlich erwarten würde, aus dem Weg gehen."
- „Wenn ich die Wahrheit sage, könnte mein Gegenüber das womöglich nicht verkraften. Ich muß ihn schützen. Er würde zusammenbrechen, wenn er es wüßte"
- „Die Lüge ist unendlich viel interessanter als die Wahrheit. Ich bin um so vieles unterhaltsamer, liebenswerter und so weiter, wenn ich eine Situation komischer oder dramatischer als in Wirklichkeit erscheinen lasse."
- „Wenn ich die Wahrheit sage, wird man mich mißbilligen, ertappen oder im Stich lassen."

Angesichts dieser Fülle an scheinbar überzeugenden Gründen erschien es mir zweifelhaft, ob es mir je gelingen würde, in einer so grundsätzlichen Frage wie dieser zu mehr Klarheit zu gelangen. Während ich daran arbeitete, meinem Wahrheitsgelöbnis folgend der Ehrlichkeit mehr Bedeutung beizumessen als den Gründen, die für das Lügen sprachen, stellte ich fest, wie anregend es war, die Wahrheit zu sagen. Der Psychologe Fritz Perls hat Angst einmal als Angeregtheit ohne das Atmen beschrieben; und das Lügen aufzugeben, war für mich in der Tat der Ausgangspunkt für eine Wanderung auf dem schmalen Grat zwischen Angst und Angeregtheit. Mich immer wieder ans Atmen zu erinnern, war eine immense Hilfe. Und ich fand heraus, daß ich im Grunde größere Angst vor eben dieser Angeregtheit hatte als vor der Mißbilligung, gelangweilten Abwendung oder Kritik der anderen.

Daneben entdeckte ich eine weitere Eigenschaft der Wahrheit. Sie forderte von mir, daß ich nicht damit zurückhalte. Dies ist gemeint, wenn wir im Zeugenstand schwören, nicht nur die Wahrheit, sondern die ganze Wahrheit und nichts als die Wahrheit zu sagen. Und die katholische Kirche bestätigt das gleiche Prinzip, indem sie neben den begangenen Sünden auch von Unterlassungssünden spricht. Damit wurde meine Lage aber noch kritischer. Ich mußte nicht nur die Wahrheit sagen, sondern mich darüber hinaus verpflichten, nichts von ihr zu verschleiern. In ihrem Buch *The Dance of Deception* befaßt sich Harriet Lerner mit diesem Gedanken auf höchst eloquente Weise. Sie beschreibt, wie sich das Zurückhalten einer harmlosen, aber etwas peinlichen Wahrheit auf eine Familie auswirkt. Die Mutter entschließt sich, der einen Tochter reinen Wein einzuschenken, die andere hingegen in Unwissenheit zu lassen. Und wenngleich es im Prinzip um keine große Sache geht, schafft sie unabsichtlich eine Familiendynamik, bei der die eine Tochter außen vor gelassen wird, die andere aber einbezogen ist. Damit wird der einen Macht verliehen und der anderen nicht. Die Tochter, die machtlos ist, rastet auf einmal aus unerklärlichen Gründen aus und bestätigt damit die Überzeugung der Mutter, daß man ihr manche Dinge einfach nicht sagen kann. Erst als die Mutter in der Lage ist, ihr Schweigen zu brechen, bricht die dysfunktionale Familiendynamik zusammen.

Als ich Klarheit darüber gewonnen hatte, daß die Wahrheit sagen auch bedeutet, nichts zu verschweigen, achtete ich darauf, was ich denn üblicherweise preisgab. Und hierbei stieß ich auf das nächste Attribut der Wahrheit, nämlich daß ich theoretische Wahrheiten von mir geben und dabei gleichzeitig lügen konnte. Ich entdeckte dies eines Tages, als ich mich beim Klatschen erwischte. Ich sprach mit einer Freundin über eine gemeinsame Bekannte und stellte fest, daß ich mich irgendwie unwohl in meiner Haut fühlte. Es ging mir ähnlich wie in Situationen, in denen ich log, wenngleich ich in diesem Falle nichts Unwahres von mir gab. Ja, ich verriet noch nicht einmal irgendein besonderes Geheimnis. Ich gelangte aber zu der Erkenntnis, daß ich meine Bekannte in ihrer Abwesenheit der Gelegenheit beraubte, das alles selbst zu erzählen und meiner Freundin ein Stück Wissen über sie vermittelte, ohne daß sie selbst etwas davon wußte. Damit schuf ich zwischen uns dreien eine Dynamik, in der ich als Informantin, als Informationsdiebin, auftrat und die anderen beiden zum Hehler von Diebesgut beziehungsweise zum Opfer meiner „Straftat" wurden.

Worum ging es mir in dieser Situation wirklich? Als ich der Frage einmal nachspürte, erkannte ich, daß ich in jenem Augenblick *eigentlich* ein Gefühl der Nähe zu meiner Freundin aufbauen wollte. Und ich glaubte, dies erreichen zu können, indem ich ihr eine pikante kleine Neuigkeit auftischte. Die Lektion daraus lautete also, die eigentliche Wahrheit zu sagen, und so wandte ich mich meiner Freundin zu und teilte ihr mit, wie sehr ich sie mochte und wie gern ich mit ihr zusammen war. Damit stellte ich Direktheit vor Indirektheit und erreichte ein bislang unbekanntes Maß an Angeregtheit, mit dem ich immer noch nicht voll und ganz umzugehen gelernt habe.

Ein weiterer, tiefgründigerer Aspekt der Wahrheit wird uns offenbar, wenn wir den Werdegang von Menschen betrachten, die gewillt waren, ihr Leben dafür aufs Spiel zu setzen. Mahatma Gandhi und Martin Luther King stehen beispielhaft für die vielen Männer und Frauen, die bereit waren, unter den widrigsten Umständen die Wahrheit über die Unterdrückung der Menschhheit zu sagen. Und wie Jesus es prophezeite, gelangte das Volk durch die Wahrheit zur Freiheit. Es heißt, das erste Opfer des Naziregimes sei die Wahrheit gewesen. Unterdrückung bedarf zu ihrer Institutionalisierung ganz eindeutig der Lüge. Im Angesicht der Unterdrückung aber ist die Wahrheit das mächtigste Instrument zur Veränderung. In diesem Zusammenhang fällt mir das Schreckensregime ein, das die Militärs in den siebziger Jahren in Chile errichtet hatten. Wer immer es kritisierte oder das Recht auf Redefreiheit für sich in

Anspruch nahm, wurde verschleppt und verschwand auf immer. Tausende von Chilenen ereilte dieses Schicksal, und das Regime zeigte nicht die geringste Bereitschaft, etwas zu verändern. Schließlich versammelten sich die Frauen – die Mütter und Ehefrauen und Schwestern der Vermißten – ganz spontan auf den Plätzen der Städte. Sie hatten Fotos ihrer verschollenen Angehörigen dabei und zeigten sie untereinander und bei Passanten herum. Einige hielten sie auch den vorbeifahrenden Autos hin – Fotos, auf denen nur ein einziges Wort zu lesen war: *Verschwunden*. Man nannte sie bald *Desaparecidos*, die Verschwundenen, und mit diesen tapferen Frauen, die bereit waren, ganz einfach nur dazusitzen und die unbestreitbare Wahrheit zu sagen, war eine Gewissenskraft im Land entstanden, die dazu beitrug, das Regime letztendlich zu Fall zu bringen. Wir alle können auf diese Weise Veränderungen in unserem Alltag bewirken. Indem wir uns der bedingungslosen Wahrheit verschreiben, befreien wir uns selbst und alle anderen, mit denen wir zu tun haben.

Wenn wir unser Leben selbst in die Hand nehmen, kann dies einen ungeheuren Einfluß auf die Welt haben. Von dieser Wahrheit hat wohl niemand ein treffenderes Bekenntnis abgelegt als Nelson Mandela, der fast drei Jahrzehnte lang als politischer Gefangener in Haft saß und schließlich zum Präsidenten von Südafrika gewählt wurde. Hier ein Auszug aus seiner Antrittsrede aus dem Jahre 1994:

„Unsere größte Angst ist nicht die, unzulänglich zu sein. Unsere größte Angst liegt darin, daß wir über alle Maßen mächtig sind. Unser Licht ist es, das uns am meisten Angst macht, nicht unser Schatten. Wir fragen uns, mit welchem Recht bin ich brilliant, wunderbar, talentiert und fabelhaft? Doch ebenso könnte man fragen: Mit welchem Recht bist du es nicht? Du bist ein Kind Gottes. Dich klein zu machen, ist der Welt nicht dienlich. Es geht nichts

Erleuchtendes von dir aus, wenn du dich so sehr beschränkst, daß sich die Menschen in deiner Gegenwart unsicher fühlen. Wir sind geboren, um die uns innewohnende Herrlichkeit Gottes zum Ausdruck zu bringen. Sie ist nicht nur in einigen, sie ist in einem jeden von uns. Indem wir unser eigenes Licht leuchten lassen, geben wir anderen unbewußt die Erlaubnis, es uns gleichzutun. Indem wir uns von unserer eigenen Angst befreien, befreit unsere Gegenwart automatisch auch andere."
Sich die Wahrheit in ihrer ganzen, uneingeschränkten Darbietungsform zu eigen zu machen, kann transformierende Wirkungen haben. Es kann uns mehr kreative Energie und mehr Angeregtheit (und Atem!) geben und vor allem gewährleisten, daß wir unser Licht nicht mehr unter den Scheffel zu stellen brauchen. Wir werden transparent für das Leben und können auf einmal die Verteidigungsanlagen einreißen, die wir aufgrund von alten verborgenen Glaubenssätzen errichtet haben. Wir können lernen, Verantwortung zu übernehmen und uns in unseren Beziehungen zu zeigen, anstatt zu verlangen, daß die anderen uns sehen, während wir teilweise im Verborgenen bleiben. In der Phase des Aneignens geht es darum, das sichtbar zu machen, dessen wir uns bewußt sind. Nachstehend finden Sie einige Übungen, um diese Sichtbarmachung zu verbessern.

ÜBUNGEN ZUR PHASE DES ANEIGNENS

1. Wählen Sie ein zurückliegendes Ereignis, das Ihnen Unbehagen bereitet. Malen Sie es sich in Gedanken so plastisch aus wie möglich. Achten Sie darauf, welche Empfindungen und Aktionen das in Ihrem Körper auslöst. Bebt Ihre Brust? Krampft sich Ihr Magen zusammen? Bleiben Sie bei diesen Empfindungen und Gefühlen, lenken Sie Ihren Atem hinein und lassen Sie alle Bewegungen zu, die

diesen Gefühlen Ausdruck verleihen. Halten Sie diesen Prozeß so lange aufrecht, bis Ihnen die Bewegungen stimmig und vollständig erscheinen. Beobachten Sie, wann in Ihrem Alltag genau solche Empfindungen in Ihnen aufsteigen, und machen Sie in solchen Augenblicken diese Übung.

2. Fühlen Sie die Grenzen Ihres Körpers, indem Sie sie an sich ertasten und spüren, wenn Sie Gegenstände und andere Menschen berühren. Was empfinden Sie dabei? Was hat man Ihnen über die Grenzen Ihres Körpers gesagt? Sind bestimmte Grenzregionen mehr in Ordnung und andere weniger? Besteht eine Beziehung zwischen der Art, wie Sie die Grenzen Ihres Körpers erfahren und Ihrer Neigung, sich von anderen abzusondern oder allzu sehr auf diese einzugehen? Vielleicht hilft es Ihnen, wenn Sie sich selbst zeichnen (machen Sie sich dabei keine Gedanken um den „künstlerischen Wert") und anschließend schauen, wie Sie Ihre Grenzen dargestellt haben.

3. Suchen Sie sich eine Situation, in der Sie etwas oder jemandem die Schuld für eine Sache geben, die Ihnen augenblicklich zu schaffen macht. Lassen Sie sich ganz auf diesen Fall ein. Stellen Sie sich dann vor, Sie könnten einmal alles sagen, was Sie über die betreffende Person denken. Beziehen Sie nun auch Ihren Körper mit ein und lassen Sie ihn mit entsprechenden Haltungen, Worten und Gesten die Schuldzuweisung unterstreichen. Wie fühlt sich Ihr Körper dabei an? Achten Sie auf den Ort und die Intensität Ihrer Empfindungen. Lassen Sie nun den Gegenstand Ihrer Schuldzuweisung in den Hintergrund treten und konzentrieren Sie sich auf Ihre Empfindungen und Gefühle. Kommen sie Ihnen vertraut vor? Erinnern sie Sie an jemanden? Häufig erkennen wir, daß wir selbst Opfer solcher Tiraden gewesen sind – und es fällt uns nicht leicht zuzugeben, daß wir jetzt in die Rolle eben jener Person geschlüpft sind, unter der wir einst so gelitten haben. Lassen Sie sich

auf die durch diese Szene ausgelösten Gefühle ein und seien Sie ehrlich in bezug auf Ihre Position als Opfer und Täter. Wiederholen Sie das ganze mit jemandem oder etwas, der oder das Sie belastet und eine Bürde für Sie darstellt.

4. Suchen Sie sich etwas, das Sie an sich selbst hassen. Lassen Sie sich Zeit, um ein Gefühl für diesen Teil von sich selbst zu entwickeln. Tauchen irgendwelche Bilder in Ihnen auf? Kommen irgendwelche Emfpindungen in Ihrem Körper hoch? Und denken Sie daran: Ihr verhaßter Teil hat viele Attribute. Schieben Sie einmal die negativen Aspekte beiseite und zählen Sie statt dessen einige positive auf. Es mag beispielsweise sein, daß Sie jenen Teil in sich hassen, der letzte Woche ausgerastet ist und Ihren Chef angeschrien hat. Bei genauerem Hinsehen erkennen Sie aber vielleicht, daß dies auch jener Teil von Ihnen ist, der nicht zögert, sich auf die Hinterbeine zu stellen. Oftmals sind es gerade die verhaßten Anteile unserer Persönlichkeit, die in mancherlei Hinsicht von lebensentscheidender Wichtigkeit für uns sind, denn sonst könnten sie sich sicher nicht so hartnäckig halten. Nehmen Sie sich Zeit, um die positiven Eigenschaften dieses Teils von sich wahrzunehmen. Lenken Sie Ihren Atem hinein und achten Sie auf Empfindungen und Gefühle, die dabei in Ihrem Körper auftauchen. Lassen Sie alles zu, was in Ihrem Körper aufsteigt.

5. Wenn Sie sich das nächste Mal bei Selbstkritik ertappen, spielen Sie einmal damit. Geben Sie Ihrem inneren Kritiker eine Stimme, eine bestimmte Körperhaltung und eine ausdrucksvolle Geste. Überlegen Sie, welche Bewegungen und welche Mimik der Kritiker wählen würde. Legen Sie dann richtig los und lassen Sie dem Kritiker freie Hand. Je übertriebener Sie ihn darstellen, desto absurder wird er und desto spielerischer können Sie mit ihm umgehen. Indem Sie

die Verhaltensstrategien Ihres inneren Kritikers identifizieren, werden Sie wachsamer und bemerken eher, wenn er das nächste Mal auf den Plan tritt. Und dann sollten Sie ihn begrüßen. Sagen Sie ihm einfach guten Tag. Schließen Sie Freundschaft mit ihm und fordern Sie ihn gleichzeitig heraus.

7 | Zur Beziehung zurückfinden
Den Körper tanzen lassen

*Sucht zerstört sowohl die Liebe als auch
die Freiheit. Ein Liebender ist willens,
bewegt zu werden. Ein Süchtiger klammert
sich an den Status quo.*
          Sam Keen, *The Passionate Life*

Die nächste Phase des Bewegungszyklus befaßt sich mit der Akzeptanz, dem Grundstein aller Liebe und aller Beziehungen. Das Wörterbuch definiert Akzeptanz als „Bereitschaft, etwas zu glauben oder anzunehmen". Akzeptanz erwächst aus konsequenter Ehrlichkeit und der Übernahme von Verantwortung, denn sie bilden die Basis für eine bedingungslose Beziehung zu uns selbst. Wenn wir nicht vor der Wahrheit zurückweichen, nehmen wir sie so an, wie sie ist. Wir stellen an unsere Erfahrung keine Bedingungen wie: „Dieses Gefühl ist in Ordnung, jenes aber nicht" oder „Dieser Gedanke ist akzeptabel, jener aber nicht." Lassen wir uns bedingungslos auf unsere Erfahrung ein, fangen wir an, sie zu akzeptieren und können ihr gegenüber offen sein. Das ist es, was die Anonymen Alkoholiker meinen, wenn sie von Gelassenheit sprechen.

Wenn ich meine Erfahrung akzeptiere, kann ich ihre Intensität ertragen und von ihr lernen. Ja, ich kann mich sogar an ihr erfreuen. In der Tat ist es der *Prozeß* des Akzeptierens selbst, mehr noch als dessen Gegenstand, der mich bereichert und mir Freude bereitet. Er gibt mir ein gutes Gefühl, ganz gleich, ob ich nun den Schmerz in meinem Zeh oder die Schönheit im Gesicht meines Geliebten akzeptiere. Das Bei-der-Erfahrung-Sein ist es, was mir Zufriedenhheit gibt, nicht der Inhalt des Geschehens. Dies ist grundlegend für das, was Menschen erleben, die im Suchtprozeß gefangen sind. Sind wir süchtig, so sehen wir in einer bestimmten Sache, ob nun Substanz oder Verhaltensweise, eine Belohnung für uns. Ist sie nicht greifbar, spüren wir Verlangen und zehrende Sehnsucht danach. Unsere Erfahrung hängt von der Verfügbarkeit eben dieser Sache ab. Lösen wir uns von unserer Sucht, beziehen wir unsere Belohnung aus dem Prozeß des Erfahrens an sich. Da wir immer und zu jeder Zeit Erfahrungen machen, wird uns allein durch das Teilhaben daran uneingeschränkte Belohnung zuteil. Dies ist eine unerschöpfliche Quelle.

Indem ich mich selbst akzeptiere, wird die Liebe neu geboren. Wenn nichts mich dazu bringen kann, mich selbst im Stich zu lassen oder zu verletzen, bin ich in der Liebe – ich liebe mich ebenso bedingungslos, wie Eltern ihr Kind lieben können. Wenn mir diese bedingungslose Liebe früher vorenthalten wurde, muß ich sie in mir neu entdecken und entstehen lassen. Eine brauchbare Definition von Liebe ist „bedingungslose Akzeptanz".

Die meisten von uns haben gelernt, Akzeptanz mit Argwohn und Mißtrauen zu begegnen. Wir setzen sie mit Nachgiebigkeit oder Duldung willkürlicher Verhaltensweisen gleich. Dies liegt daran, daß wir die eigentliche Bedeutung von Akzeptanz vergessen haben. Akzeptanz ist nichts, was wir einem Menschen oder einer Sache geben könnten. Sie existiert nur als eine Funktion unserer Beziehung zu unserer eigenen Erfahrung. Mit anderen Worten: Ich kann dich nicht akzeptieren; ich kann lediglich die Gefühle bedingungslos annehmen, die ich in deiner Gegenwart habe, und die Gedanken, die ich über dich hege. Damit gestehe ich ein, daß dies meine eigenen Gefühle und Gedanken sind und daß sie nicht von dir erzeugt wurden. Und ich verpflichte mich gleichzeitig, an diesen Gefühlen teilzuhaben. Ich akzeptiere meine eigene Erfahrung. Ich bin nicht hier, um deine Erfahrung zu be- oder entwerten. Indem ich meine Erfahrung akzeptiere, erbringe ich einen der wichtigsten Liebesdienste – ich halte mich aus deiner Erfahrung heraus.

Eines der verletzendsten Dinge in Beziehungen ist anzunehmen, der andere habe uns dazu gebracht, daß wir uns so fühlen wie wir es gerade tun. „Du hast mich wütend gemacht" – so als hätte der andere einen Knopf gedrückt und uns bliebe, wie einem Spielzeugroboter, keine andere Wahl, als uns entsprechend zu verhalten. Die Psychologie hat einen Fachausdruck für dieses Phänomen: externer Ort der Kontrolle. Wir sind in der Tat davon überzeugt, andere hätten die Kontrolle über uns und seien Herr über unsere Gefühle und Erfahrungen. Dieses Nach-außen-Verlagern der Kontrolle ist das Grundprinzip einer jeden Sucht. Wir glauben, daß der Alkohol, das Essen, die Zigaretten oder unsere zwanghaften Gedanken die Kontrolle über uns hätten und nicht umgekehrt. Wir geben immer dann jemandem oder etwas die Kontrolle über uns, wenn wir unsere eigene Erfahrung nicht akzeptieren. Empfinden wir sie nämlich als unbillig, so neigen wir dazu, diese Unbilligkeit einer externen Ursache zuzuschreiben.

Indem ich meinen gegenwärtigen Erfahrungen gegenüber wachsam werde, sie mir zu eigen mache und sie akzeptiere, verlagere ich den Ort der Kontrolle nach innen. Dann sitze ich selbst, um mit Ernie Larson zu sprechen, am Steuer meines Autobusses. Gleichzeitig gebe ich den anderen eine Menge mehr Raum zur Selbstentfaltung. In gewisser Weise handelt es sich hier um einen Festakt zu Ehren meiner Mitmenschen, doch diese Form der Akzeptanz ist nichts als ein Nebenprodukt meiner eigenen Selbstakzeptanz. In diesem Raum, den wir anderen für ihre Selbstentfaltung schaffen, können Beziehungen entstehen. Hier können wir die anderen so sehen, wie sie sind, und nicht, wie wir sie gerne hätten oder durch den Filter dessen, was wir am besten für sie halten. Und hier gibt es Platz genug, um einander nahezukommen und wieder auf Distanz zu gehen.

Indem wir unsere Erfahrung akzeptieren, schaffen wir uns einen inneren Ort, aus dem heraus wir unsere eigenen Grenzen ziehen können. Und erst wenn wir eine Begrenzung haben, wird Kontakt möglich. Kontakt ist die Nahrung und der Treibstoff einer Beziehung. Fritz Perls bezeichnete Kontakt als ein menschliches Grundbedürfnis und meinte, alle anderen menschlichen Bedürfnisse würden erfüllt, sobald wir in der Lage seien, unsere Kontaktfunktionen selbst zu regulieren. An diesen, unseren eigenen Grenzen entstehen Süchte und dort werden sie auch wieder aufgegeben. Mit der Akzeptanz meiner augenblicklichen Erfahrung wird eine eigene Grenze errichtet, in deren Innerem sich mein kreativer Kern befindet. Dieser ist durch und durch liebenswert, denn er ist über jede Bedingung erhaben. Wenn ich zu diesem Kern zurückfinde, kann ich mit anderen in kreativen Kontakt treten. Und im Rahmen dieses Kontaktes wird die Liebe für unsere Mitmenschen geboren.

Ein grundlegender Aspekt der Akzeptanzphase ist das Sich-Einlassen. Erst wenn wir uns bedingungslos auf unsere eigene Erfahrung einlassen, können wir uns auch auf Beziehungen einlassen. Bevor ich meine Sucht bewältigt hatte, brach ich Beziehungen immer wieder ab, weil sie mir zu intensiv wurden (ganz gleich, ob schrecklich intensiv *oder* wunderbar intensiv). Ich konnte mich nur bedingt auf andere einlassen. Begegneten mir in einer Beziehung ein oder zwei Dinge, die mir nicht paßten, brach ich sie ab, denn ich war überzeugt, daß mir die Beziehung diese Negativerfahrungen bescherte. Als ich aufhörte, die Verantwortung für unangenehme Dinge nach außen zu verlagern, fiel es mir auf einmal wesentlich leichter, in einer Beziehung zu bleiben.

Wann immer ich in einer Beziehung auf Schwierigkeiten stoße, stelle ich mir die Gretchenfrage: „Worum geht es mir im Augenblick?" Wenn es mir darum geht, Recht zu haben, mich zum Opfer zu machen oder meinen Kopf durchzusetzen, weiß ich, daß ich meine aktuelle Erfahrung an irgendeinem Punkt nicht voll akzeptiere. Dann kann ich mich bewußt darum bemühen, wieder wach zu werden und mir meine Erfahrung zu eigen zu machen.

Wenn wir uns auf uns selbst und eine Beziehung einlassen, können wir mit unserem Gegenüber in einen für beide Seiten bereichernden Dialog treten. Geht es uns hingegen um etwas anderes als uns selbst und unsere Beziehung, wird das ganze zum Monolog oder zur Volksrede. Beim Monolog frönen wir unserer Vorliebe, uns selbst reden zu hören. Andere nehmen dabei bestenfalls eine Statistenrolle ein, und wir sehen alles aus unserer eigenen Perspektive. Wenn wir Volksreden halten, stellen wir das Thema, das Ereignis, den Streitpunkt über unsere Beziehung. Damit bleiben wir auf einem ausgetretenen Pfad, der uns immer wieder in die gleiche Sackgasse führt.

In Dialog zu treten, ist etwas ausgesprochen Erregendes, und wir müssen oft erst lernen, ihn zu ertragen und uns an seiner Intensität zu erfreuen. Der Dialog folgt dem physikalischen Gesetz, nach dem durch die Annäherung zweier Gegenstände Wärme entsteht. Ein Teil unserer göttlichen Lebenslektion besteht darin, die durch Beziehung geschaffene Wärme zu genießen, ohne uns dabei zu verbrennen. Wir müssen uns also permanent damit auseinandersetzen, welche Nähe oder Distanz wir brauchen, um das richtige Maß an Wärme zu finden. Sind wir zu weit weg, ist es uns zu kalt und wir sind zu distanziert, sind wir zu nah, verstricken wir uns mit dem anderen, verlieren unsere Grenzen und verbrennen uns, ein faszinierendes Wechselspiel, dem wir uns spielerisch anvertrauen, wenn wir für unsere Erfahrungen wach werden und sie uns zu eigen machen.

Um im Dialog sein zu können, müssen wir uns ständig ganz bewußt mit der „Thermodynamik" in unseren Beziehungen befassen. In dem Maße, in dem ich mich meinem Partner nähere, wächst mein Bedürfnis, die Wahrheit zu sagen und meine Gefühle zu spüren und zum Ausdruck zu bringen. Hierdurch entsteht eine Verbindung, die meinem Partner und mir im Brandungsspiel der Energie, das an den Ufern einer jeden Beziehung wogt, Halt und Sichherheit gibt. Oftmals machen wir uns diese Energie nicht bewußt, und dann kann sie uns leicht überrollen.

In diesem Zusammenhang fällt mir ein, daß ich in meiner Jugendzeit nichts lieber tat, als unweit meines Elternhauses in Südkalifornien in der Brandung zu schwimmen. In der Gischt hochzuspringen, unter großen Brechern hindurchzutauchen, mich auf dem Wellenkamm tragen zu lassen – das war für mich damals das Allergrößte. Eines Tages, unmittelbar nach einem Sturm rannte ich, ohne groß zu überlegen, ins Wasser und achtete nicht auf die Höhe der Wellen und die Art, wie sie brachen. Bis ich bemerkt hatte, daß in etwa fünfminütigem Abstand jeweils eine Serie von gigantischen Brechern hereinkam, war ich schon zu weit draußen, um wieder zurückkommen zu können. Und mit jeder Welle, die auf mich niederkam, verlor ich den Boden unter den Füßen und wurde unter Wasser gezogen. Kurz bevor ich das Bewußtsein verlor, kam mir ein Rettungsschwimmer der Küstenwache zu Hilfe.

In Beziehungen schlagen die Wellen oftmals höher als irgendwo sonst. Und wenn wir nicht ständig ein waches Auge auf sie haben, können wir leicht darin untergehen. Bleibe ich im Dialog, so schwimme ich in meinen Beziehungen sicher obenauf und bin kein Spielball der Brandung mehr. Hätte ich mir damals ein paar Minuten Zeit genommen, um in mich selbst hineinzuspüren und das Wasser zu beobachten, dann hätte ich abschätzen können, bis zu welcher Tiefe es an jenem Tage sicher war – in welcher Tiefe ich den allergrößten Spaß und die besten Spielmöglichkeiten gehabt hätte. Wie am Meeresufer ändert sich auch in unseren Beziehungen ständig der Stand der Gezeiten. Es gilt also, wach zu bleiben, die Achtsamkeit zwischen innen und außen hin- und herpendeln zu lassen, sich auf seine Gefühle einzulassen und seine Erfahrung bedingungslos zum Ausdruck zu bringen. Dann, und nur dann, kann man den Sprung ins Wasser wagen.

Im Dialog finden wir zu unserer Fähigkeit zurück, die Essenz in unseren Mitmenschen zu erkennen. Er hilft uns, unsere Grenzen immer wieder neu abzustecken und uns dem Wechselspiel des Penetrierens und Absorbierens hinzugeben. Fehlt uns der Zugang zur Essenz, zur Schönheit unserer Mitmenschen, so verwehren wir uns die Erfahrung, uns von ihr umfluten und durchdringen zu lassen. Dann aber hat auch unsere eigene Schönheit einen schweren Stand. Die Schönheit der Welt zu bejahen, ist ein biologischer Auftrag, dem wir im Rahmen unserer Beziehungen lebendigen Ausdruck verleihen.

HERZENSBRECHER

Es gibt eine wunderbare Geschichte von einem Rabbi, der seinen Schülern erklärte, sie seien hier, in seiner Schule, damit er ihnen die Lehre ans Herz legen könne. Eines der Kinder meldete sich und fragte: „Aber Rabbi, warum legen Sie uns die Lehre nicht *ins* Herz?"

„Das geht nicht", entgegnete der Rabbi, „denn das kann nur Gott tun. Hier legen wir euch die Lehre ans Herz, damit sie hineinfallen kann, wenn es euch bricht."

Die Liebe bricht uns das Herz, und das ist auch gut so. Die Phase der Akzeptanz ist dazu angetan, den Wall um unser Herz zu sprengen, damit darin noch mehr Liebe Platz finden kann. Wann immer wir eine aus der Liebe erwachsende Gelegenheit ungenutzt verstreichen lassen, zerbirst unser Herz in tausend Stücke. Bleiben wir im Dialog mit dem Leben, bricht unser Herz auf und mehr Lebendigkeit fließt ein, wodurch wir unsere Liebesfähigkeit weiter entfalten können. Statt die Liebe mit einem gebrochenen, zerborstenen Herzen zu fühlen, können wir die alten Begrenzungen unseres Herzens abstreifen, so wie eine Schlange sich häutet, um wachsen zu können. Die Liebe verlangt uns einen solchen Verwandlungsschritt ab. Widersetzen wir uns ihm, wird das Aufbrechen zur Verletzung. Doch selbst diese Verletzung läßt sich in einen Appell an unsere Wachheit verwandeln – in den Befehl, der Liebe mehr Platz einzuräumen.

Als eine der ersten Übungen zu Beginn einer jeden Paartherapie bitte ich beide Beteiligten, sich einander gegenüberzustellen und mit der Nähe und Distanz zueinander zu spielen. Wenn einer der beiden weiter weggeht, fühlt sich der andere dann verlassen? Oder wenn er ihm nahekommt, fühlt er sich dann etwa erdrückt? Von welchem der beiden geht die Initiative zum Kontakt aus? Und wer tritt als erster den Rückzug an? Macht einer oder machen beide sich gegenseitig für ihre jeweiligen Gefühle verantwortlich? Welche Art von Geschichten geben sie zum Verhalten ihres Partners preis? Allein durch Beobachten dieser schlichten Verhaltensweisen läßt sich eine erstaunlich umfassende Diagnose stellen.

Die Akzeptanz schließt sich an die Phasen der Achtsamkeit und des Aneignens an. Sind beide in der Einzel- oder Paararbeit abgeschlossen, zeigt sich, wie es um die Akzeptanz bestellt ist. Habe ich mich eine Zeitlang von den Energiewellen der Wachsamkeit und der Bereitschaft zum Respons tragen lassen, verändert mich dies im wahrsten Sinne des Wortes auf zellulärer Ebene. Das Leben hat mich zu größerer Einheit mit mir und anderen geführt. In der Akzeptanzphase geht es darum, diese Tatsache tief im Inneren anzuerkennen und willens zu sein, dem auf diese Weise neuentstandenen Ich die Stange zu halten. Es ist wie nach einer Geburt: Ich wiege das Neugeborene in meinem Arm, grüße es mit allen Fasern meines Seins, heiße es willkommen und bade es in meiner Liebe.

Bei meinen Klienten stellt sich Akzeptanz immer dann ein, wenn sie einmal erfahren haben, wie es sich anfühlt, im Hier und Jetzt ganz sie selbst zu sein. Diesen Augenblick zu erleben, unabhängig von den Impulsen der persönlichen Vorgeschichte, bringt ihre alte Vorstellung von sich selbst zum Einsturz und schafft Raum für so vieles mehr! Ich wachse über meine Vorstellungen von mir selbst hinaus – ich bin mehr als mein Körper, mehr als meine Gefühle, mehr als meine Gedanken. Es gibt Raum für sie alle und für vieles mehr. Und eben dieser Raum bin ich.

Akzeptanz schafft Raum. Raum läßt Platz für die persönliche Wandlung, die uns das Leben permanent abverlangt. Indem wir unsere direkte Erfahrung in die Akzeptanz einbringen, schaffen wir den notwendigen Raum, um diese überhaupt in uns aufnehmen zu können. In dieser Phase kann es uns gelingen, zu unserer spirituellen Natur zurückzufinden. Wie wir diesem Raum Ausdruck verleihen, bleibt uns selbst überlassen, doch Zugang dazu erlangen wir, indem wir bedingungslos sowohl das akzeptieren, was ist, als auch, wie sich dieses „Was ist" verändern wird.

Ich habe einen suizidgefährdeten Klienten, der eine derart schwierige Kindheit hatte, daß es ihm, wie er es formulierte, vorgekommen war, als müsse er „jeden Tag aufs Neue eine steile Klippe im Dunkeln erklimmen". Wir brauchten über ein Jahr, um zu einem gewissen Maß an Achtsamkeit zu finden, und ein weiteres, bis er sich seine Erfahrungen konsequent zu eigen machen konnte. Als wir mit unserer Therapie ins dritte Jahr gingen, begann er, sich mit seiner Armut an Liebe auseinanderzusetzen, die seine Weltanschauung mit sich gebracht hatte. Schließlich erkannte er, daß diese Armut aus einem bedeutsamen (wenn auch indirekten) Racheakt gegen seine Mutter heraus entstanden war, die ihm immer so übel mitgespielt hatte. Im Augenblick arbeiten wir daran, in seinem Leben Raum für Beziehungen zu schaffen, indem er wieder lernt, sich von der Welle der Haßgefühle gegen seine Mutter zu einer direkteren Auseinandersetzung mit ihr hintragen zu lassen, in der Erkenntnis, daß ihn das nicht umbringen wird und er es gleichzeitig nicht mehr nötig hat, diese Gefühle auf andere zu projizieren.

Akzeptanz ist in allererster Linie ein körperzentrierter Prozeß. Er beginnt mit der Anerkennung einer körperlichen Empfindung und führt dahin, daß wir uns selbst als Träger eben dieser Empfindung lieben. Um uns selbst wieder akzeptieren zu lernen, müssen wir uns mit der allergrundsätzlichsten Ebene der Realität, der unseres Körpers, befassen.

Nachfolgend finden Sie einige Übungen, um Ihre natürliche Fähigkeit zur Akzeptanz wiederzuerlangen. Sie basieren auf deren Grundkomponenten: der Fähigkeit, das rechte Maß an Kontakt zu finden, und die durch den Kontakt entstehende Wärme zu genießen.

ÜBUNGEN ZUR PHASE DER AKZEPTANZ

1. Wann immer ein intensives Gefühl in Ihnen aufsteigt, atmen Sie tief ein und aus, damit Ihr Körper zu einem Gefäß für die Erfahrung wird. Nutzen Sie die dabei freiwerdende Energie, um sich nach Maßgabe des Körpers zu bewegen oder Laute von sich zu geben, so daß dieser den notwendigen Raum entstehen läßt, um das Gefühl treffend zum Ausdruck zu bringen. Atmen und bewegen Sie sich so lange weiter, bis das Gefühl ganz zum Abschluß gebracht ist. Diese Übung dient dazu, die mit einem Gefühl in unserem Inneren entstehende Energie ertragen zu lernen, ja sie sogar innerlich willkommen zu heißen, ohne sie auf andere zu projizieren.

2. Denken Sie an jemanden, den Sie sehr lieben. Achten Sie darauf, wie sich diese Liebe in Ihrem Körper anfühlt. Atmen Sie nun tief durch und lassen Sie die gleiche Art von

Liebe in einen Teil von sich strömen, den Sie immer gehaßt haben. Behandeln Sie diesen Teil von sich wie ein kleines Kind, das auf Geborgenheit und Liebe angewiesen ist.

3. Suchen Sie sich einen Partner und stellen Sie sich ihm gegenüber auf. Gehen Sie nun langsam auf ihn zu und dann wieder zurück, und spüren Sie, an welchem Punkt es Ihnen zu weit beziehungsweise zu nah wird. Zuerst nähern und entfernen Sie sich von Ihrem Partner, während er stehenbleibt, dann ist er an der Reihe, sich Ihnen zu nähern und sich wieder zu entfernen. Anschließend bewegen Sie sich beide. Welche Gefühle und Empfindungen löst das aus? Fällt es Ihnen schwerer, dem anderen nahe zu sein? Geraten Sie in Panik, wenn der Abstand zu groß wird? Und wie geht es Ihnen, wenn nur Ihr Partner sich bewegt? Können Sie ihn gut gehenlassen? Stört es Sie, wenn er Ihnen zu nahe kommt? Nehmen Sie die in Ihnen aufsteigenden Empfindungen an und atmen Sie in sie hinein. Finden Sie nun zu der Distanz, die im Augenblick für Sie stimmt, und tauschen Sie sich mit Ihrem Partner über diese Übung aus. Inwieweit erinnert Sie das ganze an andere Beziehungen in Ihrem Leben?

4. Denken Sie an jemanden, dem gegenüber Sie eine ablehnende Haltung einnehmen. Nehmen Sie sich einen Augenblick Zeit, um sich klarzumachen, welcher Art diese Ablehnung genau ist. Seien Sie offen und neugierig für die Gefühle, die Ihrer Einstellung zugrundeliegen. Sind Sie wütend? Oder verletzt? Das ist Ihre Erfahrung. Öffnen Sie sich dafür. Bleiben Sie neugierig, während Sie erkunden, welche Empfindungen in Ihrem Körper aufsteigen. Fühlen Sie die Verwobenheit Ihrer Emotionen und Gedanken. Sind sie Ihnen irgendwie vertraut? Hatten Sie sie schon bei anderer Gelegenheit? Wann haben Sie diese Gefühle zum ersten Mal gehabt? Auf wen richteten sie sich? Gibt es vielleicht noch etwas, das im Zusammenhang mit jenem

früheren oder einem späteren vergleichbaren Erlebnis noch nicht abgeschlossen ist? Folgen Sie der obenstehenden Anleitung zum Umgang mit intensiven Gefühlen, um es zum Abschluß zu bringen.

5. Suchen Sie sich einen Ihnen nahestehenden Menschen und setzen Sie sich ihm gegenüber. Teilen Sie ihm mit, was in Ihrem Inneren im Augenblick vorgeht, und zwar vom Körper ausgehend. Tauschen Sie dann die Rollen, und lassen Sie sich schildern, was in Ihrem Partner vorgeht. Achten Sie anschließend abwechselnd auf das, was in Ihnen selbst vorgeht und was Ihnen an Ihrem Gegenüber auffällt. Denken Sie daran, nur zu beschreiben, und erwähnen Sie lediglich Dinge, die unstrittig sind, wie körperliche Empfindungen oder Gefühle. Früher oder später wird durch diesen Austausch Wärme entstehen. Es mag sein, daß Sie oder Ihr Partner sich aufregen, sich peinlich berührt fühlen oder gereizt werden. Wenn dies so ist, dann teilen Sie es Ihrem Partner mit, vertiefen Sie Ihre Atmung und Bewegung, um den notwendigen Raum für diese Art von Nähe zu schaffen. Bleiben Sie bei der Wahrheit, atmen Sie weiter und bewegen Sie sich durch die Wärme hindurch, bis Sie das Gefühl haben, Ihr übliches Maß an gegenseitiger Nähe auf zufriedenstellende Weise gesteigert zu haben.

6. Erinnern Sie sich an eine Situation, in der Ihr Herz gebrochen war. Spielen Sie dieses Ereignis in Gedanken durch und deuten Sie es um. Stellen Sie sich vor, daß die Liebe von Ihnen gefordert hat, Ihr Herz durch diese Begegnung weiter werden zu lassen. Was müssen Sie in Ihrem eigenen Inneren oder bei einem anderen Menschen akzeptieren, um dies geschehen zu lassen?

7. Setzen Sie sich hin und richten Sie Ihre Aufmerksamkeit nach innen. Lassen Sie sie durch Ihren Körper wandern,

vom Kopf bis zu den Zehen. Denken Sie nun über ein Problem nach, daß Ihnen im Augenblick zu schaffen macht. Lassen Sie das Problem vor Ihrem inneren Auge eine bestimmte Form und Größe annehmen. Treten Sie nun in Ihrer Vorstellung einen Schritt zurück und betrachten Sie nicht nur das Problem, sondern auch den Raum ringsum. Sehen Sie sich diesen Raum ganz genau an. Bleiben Sie eine Weile bei dieser Kontemplation des Raumes. Kehren Sie danach mit Ihrer Aufmerksamkeit wieder in den Körper zurück. Und fragen Sie sich nun: Wie kann ich in meinem Alltag etwas Raum um dieses Problem herum schaffen?

8| *Was kann ich praktisch tun?*

Wenn uns die Erfüllung unserer frühkindlichen Bedürfnisse versagt bleibt, geraten wir nicht nur in die Gefahr, süchtig nach Ersatzbefriedigungen zu werden, sondern können oft nur schwer erkennen, was wir wollen, wie wir uns fühlen und wo unsere Grenzen liegen. In den vorangegangenen Kapiteln haben wir erfahren, wie wir diese verlorenen Fähigkeiten zurückerlangen können, indem wir die Wahrheit sagen und unsere gegenwärtige Erfahrung akzeptieren. Sagen wir die Wahrheit in bezug auf unsere Erfahrung, bekommen wir Zugang zu unserem wahren Selbst, zu unserer Essenz. Gleichzeitig legen wir die unerschöpfliche Quelle der Lebensenergie frei, die sich hier verborgen hält. Diese Energie fließt umso besser, je häufiger wir sie nutzen. In diesem Kapitel werden wir den Prozeß unserer Genesung mit der Phase des Handelns im Bewegungszyklus zu Ende führen. Eingedenk der Worte „Nutzen Sie Ihre Fähigkeiten, sonst verlieren Sie sie" können Genesung und Transformation nur gelingen, wenn wir regelmäßig daran arbeiten. Indem wir die Außenwelt an unserem Genesungsprozeß teilhaben lassen, bejahen und unterstützen wir ihn und schaffen so zusätzlichen Raum, um eine noch weitergehende Transformation möglich zu machen.

Wenn wir unsere eigene Erfahrung annehmen, hören wir auf, unsere verstoßenen Teile auf die Welt zu projizieren, und können diese nun in klarem und realistischem Licht sehen. Anstatt Spiegel all unserer unbearbeiteten Verletzungen zu sein, steht die Welt in ihrer sich allenthalben darbietenden Schönheit vor uns. Wenn wir aufhören, von ihr die Befriedigung all unserer unerfüllten Wünsche zu fordern, und ihr einfach so begegnen, wie sie ist, kann ein fruchtbarer und wohltuender Austausch entstehen.

Mein Freund Gay Hendricks brachte es auf den Punkt, als er sagte, bei der Heilung gehe es darum, in der Welt die Rolle des Konsumenten abzulegen und zum Produzenten zu werden. Sowohl stoffgebundene als auch stoffungebundene Abhängigkeiten lassen uns zu Konsumenten der Gesellschaft werden, und dies im wortwörtlichen Sinne: Sucht kostet uns Jahr für Jahr Unsummen in Form von Lohnausfällen, Kriminalität, Unfällen und Verletzungen. Süchtige aller Art überfluten unser Gesundheitssystem und treiben es an den Rand des Zusammenbruchs. In weniger wörtlichem Sinne rauben unsere Süchte und Abhängigkeiten uns selbst, unseren Freunden und anderen nahestehenden Menschen ein gerütteltes Maß an Energie. Sie stehlen uns unsere Kreativität, und ohne dieses fundamentale Problemlösungsinstrument wird die Welt für uns alle letztendlich zu einem unwirtlichen Ort.

Um genesen zu können, müssen wir diesem Energieschwund Einhalt gebieten. Wenn wir unsere Energie in die Welt geben, fühlen wir uns nicht nur wohl dabei, sondern handeln damit grundsätzlich im Sinne der Genesung. Lassen wir die Welt an unserer Heilung und lebensbejahenden Art des Handelns partizipieren, finden wir damit gleichzeitig zu ihrer Schönheit und Energie zurück. Wir müssen nicht zu einer zweiten Mutter Teresa werden oder uns einem Friedenscorps anschließen – auch Gutes zu tun, kann sich zu einem Suchtprozeß auswachsen. Die Welt an unserer Energie teilhaben zu lassen, bedeutet vielmehr, ihr jene Teile von uns selbst zu schenken, die wir zurückgewonnen haben, sie ihr zu zeigen, sie zu nutzen und sie ins rechte Licht zu setzen.

Interessanterweise ist das, *was* wir zurückgewinnen, immer nützlich. Es mag unser Sinn für Humor sein oder unsere Scharfsinnigkeit oder unser physisches Durchhaltevermögen oder unsere Freundlichkeit. Vielleicht ist es auch unsere Fähigkeit, Schulden zu begleichen oder einen Job zu behalten oder eine gute Mutter beziehungsweise ein guter

Vater zu sein. All die zurückgewonnenen Eigenschaften sollten wir der Welt unbedingt kundtun, und zwar sowohl um unser selbst als auch um unserer Mitmenschen willen. Sie lassen rings um uns eine Welt entstehen, in der Schulden beglichen und Witze erzählt werden und in der gelacht wird. Wir schaffen die Welt durch unsere Taten.

Wessen wir durch die Sucht verlustig gegangen sind, und was wir folglich von ihr zurückgewinnen, ist individuell verschieden. Nachdem mir der Ausstieg aus meiner Sucht nach Süßem gelungen war, orientierte ich mich wieder mehr nach außen und zeigte zunehmendes Interesse für andere Menschen. Ich erkannte, daß ich mehr Energie für meine Beziehungen zur Verfügung hatte und fing an, Seminare über Sucht zu geben. Eine Freundin von mir wagte sich an die Choreographie fantastischer moderner Tänze, nachdem sie das Rauchen aufgegeben hatte. Für jemanden, der einer lebensbedrohenden Sucht anheimgefallen ist, verbindet sich mit dem Begriff der Genesung zunächst die Fähigkeit, einfach nur am Leben zu bleiben. Das ist ein sehr schlichtes Geschenk, aber es ist von unschätzbarem Wert. Wenn wir beharrlich an unserer Rückfindung und Genesung arbeiten und nicht davon ausgehen, daß der Prozeß irgendwann ein Ende hat, dann finden wir dadurch nicht nur zum Leben selbst zurück, sondern auch zu unserer Lebensfreude und zum *höheren Sinn* unseres Daseins. Worin besteht Ihr ganz persönlicher höherer Sinn im Leben? Je höher er angesiedelt ist, desto glanzvoller ist die Welt, die daraus entsteht.

Unser Körper ist das Modell, die Schablone für unser Handeln. Die gesamte Vernetzung in unserem Inneren basiert auf einer Nervenschleife, die Daten empfängt und aufgrund dieser Daten eine bestimmte Handlungsweise auslöst. Mit der Expansion und Kontraktion des schlagenden Herzens und der wellenartigen Atembewegung der Lunge gibt unser Körper unablässig ein Echo dieses Aufbaus wider. Beim Atmen nehmen wir die Welt in Form von

Luft in uns auf, verwenden Teile daraus und geben den Rest zusammen mit gewissen Teilen von uns selbst wieder nach außen ab. Das Kohlendioxid in unserem Ausatem nährt die Grünpflanzen ebenso wie mit deren Ausatem der von uns benötigte Sauerstoff in die Atmosphäre gelangt. Wir haben es hier mit einem fein ausbalancierten Vorgang des Gebens und Nehmens zu tun, der als Metapher für das, was im Genesungsprozeß wiederhergestellt wird, gelten kann. Wir beginnen mit unserem Körper, denn er sagt uns, wie wir vorgehen sollen.

Von Geburt an und früher noch ist uns die natürliche Fähigkeit gegeben, eine glückselige, ja orgasmische Freude daran zu empfinden, in unserem Körper zu sein. Den meisten von uns ist jedoch aberzogen worden, diese Fähigkeit voll auszukosten. Jede Familie, Kultur oder Religion, die Freude unterdrückt, ebnet damit den Weg zur Sucht als Ersatzbefriedigung. Um von einer Sucht zu genesen, müssen wir uns nicht nur von etwas enthalten, sondern gleichzeitig unsere natürliche Fähigkeit, Freude zu empfinden, zurückgewinnen. Sie ist die Triebfeder des Lebens, die Grundlage für jegliches Handeln. Um die Welt zurückzuerobern, müssen wir uns bewegen – wir müssen uns im wahrsten Sinne des Wortes von unseren vier Buchstaben erheben und tanzen!

Das größte Problem in der Phase des Handelns besteht darin, daß wir es einfach nicht gewohnt sind, uns gut und wohl zu fühlen. Haben wir uns mit einer Sucht auseinandergesetzt, ist es uns zur Gewohnheit geworden, ständig gegen Schuldgefühle, Selbsthaß und Ohnmachtsgefühle anzukämpfen. Unser Gehirn, unsere Psyche und unser Körper sind darauf programmiert, diesen Zustand als normal zu empfinden. Wir neigen dazu, stets das Gewohnte zu wiederholen. Wie alles und jedes im Universum, unterliegen auch wir den Gesetzen der Trägheit. Etwas automatisch zu tun, ist sehr viel einfacher, als etwas zu tun, was unser bewußtes Handeln verlangt, selbst wenn wir dadurch Vertrauen statt Schuld und Selbstliebe statt Selbstentwertung erfahren. Eine Gewohnheit ist eine Gewohnheit, weil sie uns früher irgendwann einmal nützlich gewesen ist, und zwar so nützlich und hilfreich, daß unser Nervensystem gelernt hat, sie zu wiederholen. Selbstzerstörerische Verhaltensweisen sind in bestimmten schwierigen Situationen oft einfach das geringste Übel.

Wie können wir unser Nervensystem umprogrammieren und es für den Empfang neuer Daten öffnen? Wie können wir auf einer höheren Ebene der Lebendigkeit, Freude und Integrität handeln? Die Antwort lautet: Wir können unserem Nervensystem den Befehl zum „Neuvernetzen" geben, indem wir neue Verhaltensweisen üben. Wir können nicht einfach dasitzen und unseren Genesungsweg visualisieren (wenngleich das eine gute Möglichkeit zur Vorbereitung ist). Wir werden auch nicht genesen und zu uns selbst zurückfinden, indem wir in unserer Wohnung hocken und schreiben oder indem wir von Seminar zu Seminar eilen und einfach nur zuhören. Wir müssen handeln, denn nur durch unser Handeln wird der Körper in die Lage versetzt, seine alten Verhaltensmuster zu ändern. Durch die Interaktion mit unserer Umwelt formen wir uns als Individuen und als Spezies. Dies ist ein evolutionäres Gebot, an dem wir nicht vorbeikommen. Heilung und Transformation erlangen erst dadurch Bedeutung, daß wir sie in die Welt hinaustragen.

Bei all unserem Tun sollten wir ganz besonderes Augenmerk darauf legen, unsere Mitmenschen zu beobachten, sie klar zu sehen, so wie sie wirklich sind. Wie bereits gesagt, ist uns Menschen das Bedürfnis in die Wiege gelegt, vorurteilslos und rückhaltlos gesehen, beachtet und aufgenommen zu werden. Aus meiner siebzehnjährigen Erfahrung in der Privatpraxis und im Lehramt weiß ich, daß die meisten von uns erst wieder lernen müssen, ihre Mitmenschen in ihrer ganzen Unerschöpflichkeit und Vielfalt zu sehen. Und wir müssen lernen, unserem Gegenüber das Gesehene auf konstruktive und freundliche Art und Weise mitzuteilen. So wie wir ein- und ausatmen, ist auch der Austausch von Aufmerksamkeit und das Feedback zwischen uns und den anderen ein Akt des Gebens und Nehmens. Mit unserer Fähigkeit, andere korrekt und liebevoll zurückzuspiegeln, stellen wir uns ganz eindeutig auf die Seite des „Produzenten", und wir legen damit ein Verhalten an den Tag, das allen Beteiligten einen unschätzbaren Dienst erweist. Wenn wir wieder wissen, wie wir anderen Rückmeldung geben können, lernen wir dadurch gleichzeitig, unsere Liebe auf eine Art und Weise zum Ausdruck zu bringen, die unser Gegenüber strahlen und erblühen läßt.

Feedback zu geben, ist eine nur wenig verbreitete Praxis. Die meisten von uns wissen nur, wie man Kritik oder Lob (beides Lieblingsmodi des inneren Kritikers) austeilt. Wir lehnen etwas ab, das ein anderer tut, und wir sagen, dieses oder jenes sei sein Problem, nicht unseres. Wir fühlen uns unbehaglich, haben Angst oder sind hilflos, und wir setzen alles daran, damit sich der andere ändert, um uns besser zu fühlen. Die Grundaussage lautet: Wenn du anders wärest, könnte ich so weitermachen, wie ich es gewohnt bin und das wäre bequemer. Mit anderen Worten, es würde uns erlauben, die Haltungen und Positionen aufrechtzuerhalten, die uns süchtig und unglücklich machen.

Unsere Art, Feedback zu geben oder Kritik zu üben, leitet sich direkt davon ab, was wir als Kind in dieser Hinsicht erhalten haben. Als Kinder werden wir meist nicht ermutigt, so zu sein, wie wir sind, sondern wie unsere Eltern uns gerne hätten. Je dysfunktionaler die Familie, desto größer ist die Diskrepanz zwischen dem, was wir sind und dem, was wir zu sein haben. Was wir zu sein haben ist (1.) jemand, der das Familiengefüge nicht angreift, und (2.) jemand, der die unbefriedigten Bedürfnisse seiner Bezugspersonen erfüllt. Beide Kriterien können durch den Mechanismus der Kritik und des selektiven Lobes sowohl in verbaler als auch nonverbaler Form vermittelt werden.

Als Heranwachsende verinnerlichen wir womöglich diesen Prozeß und geben ihn später an unsere Kinder, Ehepartner und Freunde weiter. Der Weg, der aus diesem Dilemma herausführt, verläuft zweifellos auf der gleichen Linie wie die Bewältigung und Genesung von einer Sucht, denn auch bei ihr geht es um nichts anderes als um unzulängliche Ersatzbefriedigungen für reale, unerfüllte Bedürfnisse. Wenn wir auf diesem Weg sind, können wir daran arbeiten, aus unseren Kritikgewohnheiten die Fähigkeit zum Feedback zu entwickeln. Dazu müssen wir zunächst einmal wissen, wie sich Kritik von Feedback unterscheidet. Hier einige grundsätzliche Unterscheidungsmerkmale:

Feedback	Kritik
beschreibt	interpretiert
ist wertneutral	bewertet
hat kein Programm	hat ein Programm
läßt eine Fülle von Wahlmöglichkeiten zu	reduziert die Wahlmöglichkeiten
bejaht das Wachstum	bejaht die Kontrolle

Beschreibungen sind etwas Wunderbares, denn sie liefern uns brauchbare Informationen. Im Feedback wird eine Erfahrung beschrieben. Zu hören, daß ich jedesmal die Augen zusammenkneife, wenn ich von meinem Vater spreche, hilft mir mehr als die Feststellung, daß ich mit meinem Vater offenbar noch einiges nicht zum Abschluß gebracht habe. Beschreibungen geben mir Bezugspunkte, an denen ich bei meiner Selbsterkundung ansetzen kann. Wenn wir beschreiben, was unser Gegenüber tut, zeigen wir ihm damit, daß wir ihn wahrnehmen. Uns von anderen wahrgenommen zu fühlen, ist eines unserer Grundbedürfnisse.

Reflektieren wir exakt, was ein anderer tut, so halten wir ihm einen Spiegel vor, in dem er sich selbst sehen kann.

Den meisten Menschen fällt es schwer, zwischen Beschreibung und Interpretation zu unterscheiden. Beschreibungen sind nachprüfbar und unbestreitbar. Was darin geschildert wird, ist für jeden offen ersichtlich: „Ich spüre ein Kribbeln im Bauch." „Gorbatschow hat ein Geburtsmal am Kopf." „Du hast deine Stimme erhoben und deine Zähne zusammengebissen, als du mich fragtest, wo ich letzte Nacht gewesen bin."

Eine Interpretation hingegen erklärt etwas. Sie gibt die *Meinung* des Betrachters zu dem Gesehenen wieder. Sie unterliegt unseren Projektionen und den Einflüssen unserer Vorgeschichte. Sie drängt der Erfahrung eines anderen unsere Weltanschauung auf: „Du fürchtest dich vor der Liebe." „Du bist jetzt zu müde, um darüber zu sprechen." Eine Interpretation mag zutreffend sein, doch sie hängt immer auch von den Launen und Absichten, dem Erregungszustand, den Glaubenssätzen und anderen Einflüssen auf seiten des Beobachters ab. Sie stärkt die co-abhängige Annahme, jemand anderes wisse es besser als ich.

Viele Therapieformen sind interpretativ. Sie deuten Verhaltensweisen des Klienten, indem sie sie auf dessen unbewußte Motivationen zurückführen. So werden beispielsweise Träume interpretiert in dem Versuch, die darin verborgenen Botschaften zu entschlüsseln. Wenngleich viele Therapeuten hierbei Hervorragendes leisten und ausgezeichnete Intuition beweisen, bekommen sie mit ihren Mitteln die Sucht unter Umständen nicht zu fassen, weil die Interpretation an sich für den Süchtigen schädlich sein kann. Als Genesender von einer Sucht, versuche ich mich ja gerade davon zu lösen, interpretiert und kritisiert zu werden, und will lernen, das zu *beschreiben, was ist.* Die Beschreibung ist ein Akt der Grenzziehung, die jeder Süchtige so dringend braucht. Und die Grenze entsteht durch die unverblümte Beschreibung der Erfahrung.

Das zweite Merkmal des Feedbacks besteht darin, daß es wertneutral ist. Mit anderen Worten, es mißt der Sache, die beschrieben wird, weder Positives noch Negatives bei. Diese Vorstellung ist den meisten Menschen völlig fremd. Ich hatte einmal eine magersüchtige Klientin, die der festen Überzeugung war, sie würde aufgehen wie ein Hefekuchen, wenn sie nicht permanent an ihrem Gewicht herumkritisieren würde. Nur durch Kritik würde ihr böses, fettes Selbst in Schach gehalten.

Die meisten Eltern sind davon überzeugt, daß sie ihren Kindern einen Sinn für Recht und Unrecht vermitteln müssen, um sie nicht zu unmoralischen Soziopathen zu erziehen. Dies läuft in den meisten Fällen darauf hinaus, daß die Eltern die Taten der Kinder dahingehend kontrollieren, daß sie sich anpassen, anstatt ihnen dabei zu helfen, zu einer eigenen Einschätzung darüber zu gelangen, was machbar ist und was nicht. Wir machen die Essenz des Kindes zu etwas Richtigem oder Falschem, gerade so als seien *Recht* und *Unrecht* externe, willkürliche Gesetze des Universums und als sei das Kind unfähig, aus seinen eigenen Erfahrungen zu lernen.

Ein Süchtiger geht grundsätzlich davon aus, daß er im Unrecht ist. Er trinkt oder raucht oder frönt anderen selbstzerstörerischen Neigungen, um sein schwaches Selbstbild zu verschleiern. Um uns in unserem Unrecht zu bestätigen, müssen wir uns gegenüber unserem Körper desensibilisieren, damit uns dieser keine Rückmeldung darüber geben kann, was machbar ist und was nicht. Fehlt uns aber unser Körper als Bezugspunkt, müssen wir außerhalb von uns selbst nach unserem Sinn für Recht und Unrecht und entsprechenden Handlungsmöglichkeiten suchen. Dann wenden wir uns Substanzen, Menschen oder Verhaltensweisen zu, die uns mit Regeln und Grenzen einen Halt geben. Und da sie außerhalb von uns sind, müssen wir zwangsläufig etwas falsch machen, um die uns von außen auferlegten Regeln zu sabotieren und uns dagegen zur Wehr zu setzen. Und der Teufelskreis dreht sich weiter. Zu unserem Körper zurückzufinden, hilft uns, uns aus unserer Abhängigkeit von solchen externen Bezugspunkten zu lösen und zu einer wertneutralen Einschätzung dessen, was ist, zu gelangen.

Indem wir die Handlungsweisen anderer Menschen bewerten, haben wir eine gute Chance, uns zu deren Krücken zu entwickeln. Wer in der Rolle einer solchen Krücke ist, muß all seine Zeit und Energie aufwenden, um sowohl an seinem Sinn für Recht und Unrecht als auch an dem daran gekoppelten Menschen festzuhalten. Er muß sich zwangsläufig schlecht fühlen, wenn der andere stürzt. Kommt Ihnen das irgendwie bekannt vor? Wir kritisieren andere, weil wir darauf programmiert sind, daß unsere Gefühle entweder richtig oder falsch sind und irgend jemand schließlich die Schuld daran haben muß. Das gibt uns das beruhigende und vertraute Gefühl, Opfer zu sein. Gleichzeitig loben wir die anderen, um sie und ihre Meinung von sich selbst und von uns zu kontrollieren. Lob kann genauso destruktiv sein wie Tadel, denn es ist ebenfalls auf einen externen Bezugspunkt angewiesen.

Wie kommen wir von einer Aussage wie: „Du führst dich wie ein Idiot auf, wenn du so mit mir sprichst" zu „Ich habe Angst und fühle mich klein, wenn du das sagst"? Indem wir zur Wahrheit und ihrer Beschreibung zurückkehren. Indem wir in unseren Körper zurückkehren. Ein Feedback beschreibt unsere direkte Erfahrung. Es teilt dem anderen mit, welche Wirkung er auf uns und die Welt hat, ohne ihn ins Unrecht zu setzen oder schlechtzumachen. Niemand hört gern, daß er im Unrecht ist – normalerweise verstärkt sich dadurch unsere ursprüngliche Verletzung, und es bleibt uns kaum etwas anderes übrig, als den Überlebensmechanismus der Verteidigung zu wählen. Oft versuchen Menschen, uns unbewußt zu verletzen, so daß wir tatsächlich wütend auf sie werden und ihnen damit das Gefühl geben, im Unrecht zu sein. Erst dann kommt ihnen die Situation vertraut vor, und vertraut ist gleichbedeutend mit sicher.

Dies bringt uns zum nächsten Merkmal des Feedback. Es hat kein bestimmtes Programm. Wie oft haben wir gesagt: „Ich möchte doch nur, daß er sieht, was er sich selbst antut" oder „Sie muß doch begreifen, daß das, was sie tut, absolut falsch ist!" Vielleicht macht der Betreffende tatsächlich einen großen Fehler. Doch wenn wir es ihm anhand unseres eigenen Programms *erklären müssen*, beschneiden wir seine Wachstumsmöglichkeiten durch unsere eigenen nicht zum Abschluß gebrachten Angelegenheiten. Es gibt eine ganze Reihe von weitverbreiteten Programmen: kontrollieren, verletzen und Erregung ableiten.

Das Kontrollprogramm ist uns allen wohlvertraut. Es ist eines der Grundmerkmale einer jeden Sucht, denn es errichtet eine Art Schutzwall, wo sich dieser nicht auf natürliche Weise hat entwickeln können. Innerhalb dieser Kontrollgrenzen fühlen wir uns sicher und meinen, wenn wir die anderen nur dazu bringen könnten, sich selbst ebenso gut unter Kontrolle zu haben, dann seien alle Grenzen sicher. Im Rahmen unseres Kontrollprogramms geben wir Pseudo-Rückmeldungen wie: „Wenn du nur wüßtest, wie schrecklich du aussiehst, wenn du so schreist..." oder „Wenn du nur mit dem Trinken aufhören würdest, würden sich die Leute in deiner Umgebung sehr viel besser fühlen. Und auch dir ginge es garantiert besser." Solche Aussagen mögen ein Respons auf das Fehlverhalten eines anderen sein, aber sie zielen eher darauf ab, sein Verhalten zu kontrollieren, als ihm eine Chance zur Heilung zu bieten. Fazit: Wenn wir andere zu kontrollieren versuchen, möchten wir irgendeiner schmerzlichen Wahrheit in uns selbst aus dem Wege gehen, wie beispielsweise Hilflosigkeit, Furcht oder Wut.

Wir üben auch Kontrolle über andere aus, indem wir ihnen den Eindruck vermitteln, sie verursachten bestimmte unserer Erfahrungen und seien deshalb dafür verantwortlich, daß es uns so schlecht geht: „Er hat mich so wütend gemacht!" „Er hat mich so verletzt!" Andere Menschen übertragen tatsächlich ihre Energien auf uns, doch unsere Erfahrungen entstehen erst durch die innerliche Verarbeitung dieser Energien. Und diese innerliche Verarbeitung steht in bezug zu unseren frühen Prägungen. Während unserer Kindheit sind wir darauf angewiesen, daß uns unsere Familie ein sicheres und liebendes Nest bietet, in dem wir aufwachsen können. War dieses Nest nicht vollkommen sicher, werden wir später, wenn wir auf eigenen Füßen stehen, immer noch meinen, daß es uns an Sicherheit fehlt und daß andere dafür zuständig seien, sie uns zu geben. Wir überlassen es anderen, unsere Erfahrung zu bestimmen, und glauben, sie seien für unsere Gefühle verantwortlich. Wir können uns nur stark fühlen, wenn wir ihr Tun kontrollieren.

Viele von uns sind im Laufe ihrer Erziehung zu der Ansicht gelangt, daß sich Veränderungen nur herbeiführen lassen, indem man andere verletzt. In gewisser Hinsicht mag das zutreffen. Wenn man von einem Laster überrollt wird, wird das sicher eine Menge Veränderungen mit sich bringen. Womöglich wurden wir von anderen verletzt und damit zur Veränderung gezwungen und haben daraufhin dieses Programm selbst übernommen. Oder wir lassen uns in unserem Verhalten von dem Impuls leiten, jemandem eins auswischen zu wollen, der uns vermeintlich verletzt hat. In einem Zuhause, in dem Gewalt an der Tagesordnung ist, kann Zurückschlagen die einzig wirksame Methode sein, damit die anderen aufhören, *einen selbst* zu verletzen. Ich hatte einmal eine Klientin, die gerade dabei war, sich scheiden zu lassen. Sie erzählte mir, wie sie ihren Ex-Mann immer wieder anrief, um ihm haarklein all seine Fehler vorzuhalten. Sie wurde dann jedesmal furchtbar wütend, wenn er ihre Ansichten nicht teilte und sich nicht besserte. Mir fiel auf, wie sehr sie die Zähne zusammenbiß, während sie mir dies berichtete, und bei näherer Auseinandersetzung mit diesem

Phänomen erkannte sie, daß sie ihn mit ihren Worten verletzen wollte. Als sie sich eine Weile darauf konzentrierte, erinnerte sie sich auf einmal daran, wie ihr Vater sie geschlagen und ihr dabei vorgehalten hatte, was sie alles falsch gemacht habe.

Eine anderes weitverbreitetes Feedback-Programm besteht darin, Erregung abzuleiten. Was unsere Mitmenschen tun, kann eine Menge Energie in uns freisetzen. Haben wir nur wenig Erfahrung damit, Energie zu ertragen oder zu genießen, geraten wir leicht in die Versuchung, sie ableiten zu wollen, indem wir sie entweder auf andere projizieren („Reg dich bloß nicht so auf!") oder den anderen Einhalt gebieten, damit wir keine Angst mehr haben müssen. Wenn wir einem Freund unterstellen, daß er unbewußt mit uns flirtet, brauchen wir uns nicht mit seiner – womöglich als bedrohlich empfundenen – Anziehungskraft auf uns auseinanderzusetzen. Wenn wir einer Kollegin den Rat geben, sie solle doch endlich erwachsen werden, können wir den elterlichen Gefühlen aus dem Weg gehen, die wir selbst für sie hegen. In jedem Fall ersparen wir uns durch das Ableiten der inneren Erregung die Unannehmlichkeit des Aufgewühltseins und die Notwendigkeit, dafür die Verantwortung zu übernehmen.

Programme sind der Tod eines jeden Feedbacks. Sie spalten die oberflächliche Motivation zur Fürsorglichkeit von der darunter verborgenden Motivation zum Rückzug und Schmerz ab. Echtes Feedback ist dadurch gekennzeichnet, daß es nicht an die Erwartung eines bestimmten Ergebnisses gekoppelt ist. Von unserem Gegenüber zu erwarten, ein bestimmtes Ergebnis zu liefern, zeugt nicht nur von Co-Abhängigkeit, sondern sabotiert gleichzeitig unsere und seine Natürlichkeit und Echtheit.

Wenn das Feedback nicht an unsere alten Verletzungen gekoppelt ist, kann damit schlicht und einfach ein Kreis geschlossen werden: Hier ist eine Erfahrung, und so kommt sie zum Ausdruck. Was in uns hinein und durch uns hindurch gelangt ist, kommt auch wieder aus uns heraus. Unser Körper versteht dieses Kreisphänomen, denn er ist auf anderen Ebenen permanent darin verflochten. Jede Erfahrung verlangt nach einem Abschluß; andernfalls wird sie im Körper und im Geist gespeichert und meldet sich so lange immer wieder zu Wort, bis sie schließlich doch zu Ende gebracht wird. Die Wahrheit zu sagen, ist eine der besten Methoden, um unsere inneren Kreise zu schließen, und das Feedback ist eine ideale Möglichkeit, um offene Kreise in unserer Beziehung zu anderen zu schließen. Es kann uns Informationen schenken, nach denen unser Verstand permanent lechzt.

Feedback erweitert die Wahlmöglichkeiten in einer Beziehung. Wenn ich beschreiben kann, was mein Partner tut, gibt ihm das die Möglichkeit, sein Verhalten zu ergründen, ohne Abwehrmechanismen in Gang zu setzen. Sind wir ständig damit beschäftigt, uns gegenüber Werturteilen zu rechtfertigen, mit denen ein bestimmtes Programm gekoppelt ist, fehlt uns die notwendige Sicherheit, um unser eigenes Verhalten überprüfen zu können. Echtes Feedback beinhaltet nur überprüfbare, wahre Informationen. Wenn die Wahrheit klar auf der Hand liegt, können wir bewußt in engeren Kontakt zu unserem Gegenüber – dem Beobachter – und unserem eigenen inneren Selbst treten. Wir haben die Wahl, unsere Handlungsweise zu ändern, uns Hilfe zu suchen oder das ganze auf ein anderes Mal zu vertagen. Und wir fühlen uns frei, die erhaltenen Informationen in unserem eigenen Interesse bestmöglich zu nutzen.

Kritisiert zu werden, verringert unsere Möglichkeiten. In diesem Fall können wir im Prinzip nur kämpfen, flüchten oder erstarren. Wir können direkt durch Aggressivität oder indirekt durch Passivität oder Zurückhaltung kämpfen. Wir können flüchten, indem wir einfach weggehen, uns innerlich entziehen oder den anderen ausblenden. Wir können erstarren, indem wir uns in der Beziehung mehr oder weniger unsichtbar machen. Wenn Bewegungsindikatoren/-muster nicht ausreichen, um in unserem Körper den Kampf-, Flucht- oder Erstarrungsmechanismus in Gang zu setzen, versuchen wir es mit zwanghaften Verhaltensweisen oder mit Substanzen.

Das letzte Merkmal des Feedbacks besteht darin, daß es bejahend und konstruktiv ist und durch die richtigen Informationen die Fähigkeit zur Selbstregulierung verleiht. Da es sich um eine Beschreibung dessen handelt, was wir tun oder in anderen auslösen, spricht es jenen Teil in uns an, der auf Wachstum und Erfüllung ausgerichtet ist. Wenn meine Freundin bemerkt, daß meine Atmung immer dann flach wird, wenn ich von meinem Ex-Mann spreche, kann ich bewußt damit spielen, dieses Muster zu verändern. Was geschieht, wenn ich von ihm spreche und dabei tief weiteratme? Normalerweise erfahre ich über diesen neuen Ansatz, was genau mich davon abhält, meine ganze Lebendigkeit auszukosten.

Kritik hingegen bejaht die Kontrolle. Sie zeigt uns einmal mehr, daß wir im Unrecht und außerstande sind, es recht zu machen, wenn wir nicht durch permanente Kritik der anderen auf Kurs gehalten werden. Sie bestätigt, daß unsere Grenzen außerhalb von uns selbst liegen und wir ohne sie dem Untergang geweiht wären. Sie verzögert das Wachsen und die Entwicklung unserer inneren Grenzen, die sich aus der Erfahrung dessen ergeben, was machbar ist und was nicht.

Wie können wir Feedback und Kritik auseinanderhalten und uns konsequent für ersteres entscheiden? Hier einige Regeln, die uns dabei helfen sollen:

REGELN FÜR DAS FEEDBACK

Geben Sie nur dann Feedback, wenn Sie darum gebeten werden. Es ist von entscheidender Bedeutung, eine Rückmeldung nur dann zu geben, wenn sie auf offene Ohren stößt. Und nur der Adressat weiß, wann dies der Fall ist. Er muß wissen, ob er sich sicher genug fühlt und die Situation es ihm erlaubt, neuen Informationen gegenüber offen zu bleiben. Wir können unser Gegenüber fragen, ob ein Feedback zu dem soeben Geschehenen überhaupt von Interesse ist. Wir können die anderen auch wissen lassen, daß wir selbst offen für ein Feedback sind. Diese Grenzen müssen beachtet werden, um ein sicheres Umfeld zur persönlichen Entfaltung aufrechtzuerhalten. Ich habe beispielsweise mit meiner besten Freundin vereinbart, daß sie mir jederzeit Rückmeldung geben kann. Diese Blankovollmacht ist das Privileg einer ganz besonderen Beziehung.

Geben Sie nur dann Feedback, wenn Sie es in Form einer Beschreibung vorbringen können. Wenn Sie in einer bestimmten Situation über etwas aufgebracht sind, kommen Sie erst einmal zu sich und seien Sie ehrlich zu sich selbst. Spüren Sie in Ihre Gefühle hinein. Erst wenn diese Klärung erfolgt ist und Ihre eigenen Kreise geschlossen sind, können Sie jemand anderem ein Feedback geben. Ich habe in solchen Situationen erfolgreich Sätze gesagt wie: „Ich bin im Moment so aufgebracht, daß ich dir noch keine Antwort geben kann, doch immerhin ist mir aufgefallen, daß du beim Sprechen die Augenbrauen hochgezogen hast; und ich kann mich erinnern, daß du das in vergleichbaren Situationen schon öfter gemacht hast." Sprechen Sie nur solche Dinge an, die Sie treffend und detailliert beschreiben können. Beschreiben läßt sich alles, was Sie mit ihren fünf Sinnen wahrnehmen und was in Ihrem Inneren gefühlsmäßig vorgeht, solange Sie bei diesen Wahrnehmungen bleiben.

Suchen Sie nach dem Muster. Feedback ist immer dann nützlich, wenn einem Menschen Informationen darüber gegeben werden, wie er sich seine Lebendigkeit beschneidet oder diese fördert. Wenn wir in neuen Situationen

Respons-Muster anwenden, schränken wir damit unsere Lebendigkeit ein. Bewegungsindikatoren sind ein solches Muster. Ein anderes wäre die hartnäckige Wiederholung von stets demselben Respons in vergleichbaren Situationen, also beispielsweise, sich immer in emotional verschlossene Menschen zu verlieben; oder immer ein Gläschen zu trinken, nachdem die Kinder ins Bett gebracht worden sind. Die Verhaltensweise kann ausgesprochen subtil sein, wie zum Beispiel meine persönliche Neigung, flach zu atmen, wenn ich über Politik spreche. Wird ein Muster in dem Augenblick erhellt, in dem es zutage tritt, so leistet dies einen wertvollen Beitrag zur Rückfindung und Genesung und kann einiges bewirken.

Suchen Sie nach einem Anker im Körper. Der Körper ist der Teil von uns, der am leichtesten zu beobachten ist, und bietet sich daher als Ausgangspunkt an. Wenn wir herausfinden, wann und auf welche Weise der Körper eine Verhaltensweise zum Indikator werden läßt, erhalten wir damit eine eindeutige Einladung zum Experimentieren. Wir können uns über den Körper bewußt machen, an welcher Stelle wir uns unserer Lebendigkeit entziehen. Sagen Sie Ihrem Gegenüber, was sein Körper macht, wenn er über ein bestimmtes Thema spricht oder seine Gefühle beschreibt. Das vermittelt ihm die direkte Erfahrung, wahrgenommen zu werden und gibt ihm gleichzeitig einen Bezugspunkt, von dem aus er zu wachsen beginnen kann.

Bejahen Sie das Schöne. Mit Feedback läßt sich eine Beobachtungsschleife schließen. Es hilft uns, Grenzen zu setzen und dabei gleichzeitig zu wachsen und zu gedeihen. Werden wir durch die Aussagen unserer Mitmenschen in unserer inneren Schönheit und Anmut bestätigt, so gibt uns dies den notwendigen Rahmen, um aufzublühen. Ein im besten Sinne bejahendes Feedback ist immer auch beschreibend. Plattes Lob erregt zurecht unser Mißtrauen, denn oftmals steht irgendein Motiv dahinter. Praktizieren Sie Feedback, indem Sie das Schöne beschreiben. Tun Sie dies aus einer Haltung der Dankbarkeit heraus. Ich selbst war in dieser Hinsicht derart blockiert, daß ich erst üben mußte, Landschaften und Sonnenuntergänge zu beschreiben, bevor ich die Schönheit und Anmut anderer Menschen widerspiegeln konnte. Das Schöne zu bejahen, kann sich als eine höchst aufregende und beängstigende Übung erweisen. Es führt uns gefährlich nah an den Rand der Glückseligkeit und die damit einhergehenden Gipfelerfahrungen.

Rückmeldungen gehören zu den großartigsten Geschenken, die wir uns gegenseitig machen können. In ihnen liegt die Kraft des vorbehaltlosen Beobachtens und die Bestätigung, daß wir unser Gegenüber sehen, bei ihm sind und es genug zu schätzen wissen, um ihm zu spiegeln, was es tut. Sie bewahren und erweitern die Möglichkeit des Kontaktes und der Nähe und entziehen dem Suchtprozeß den Nährboden.

In der Phase des Handelns erfüllen wir unseren biologischen Auftrag zur Reproduktion; was wir reproduzieren, ist Anpassung und Veränderung, und dies zum Wohle der gesamten Spezies. Es ist eine praktische Umsetzung dessen, was wir geworden sind. Bei der Untersuchung des menschlichen Gehirns haben Wissenschaftler festgestellt, wie sehr dessen Funktion auf Konstanten aufgebaut ist und wie gerade das Ablegen dieser Konstanten unsere biologische Triebfeder ist. Dies gilt nicht nur für das Gehirn, sondern auch für den übrigen Körper. Bei den vorangegangenen Phasen des Bewegungszyklus ging es darum, die Wirkung der alten, einschränkenden Gewohnheiten aufzuheben. In der Phase des Handelns sollen unsere neuen Verhaltensweisen in die Praxis umgesetzt werden, um im Gehirn, den Muskeln und Organen eine neue Konstante als Triebfeder des Handelns einzubringen.

Eine der herausforderndsten Fragen, die ich mir stellen kann, lautet: „Was mache ich eigentlich?" oder „Wie sieht mein Leben praktisch aus?" Damit kläre ich, wo ich gerade stehe. Wenn mein Tun darin besteht, nach der Arbeit heimzugehen und mich vier Stunden vor den Fernseher zu setzen, dann bin ich ein Arbeiter und ein Dahinvegetierender. Ernähre ich mich von köstlichem Gemüse, bin ich selbst köstlich. Und esse ich Junk Food, werde ich selbst zum Junkie. Wir sind, was wir essen, und in einem noch tieferen Sinne das, was wir in unserem Leben praktisch tun. Wenn ich mit einem Aspekt meines Lebens unzufrieden bin, brauche ich mir nur anzusehen, womit ich meinen Alltag verbringe, um zu wissen, wo ich stehe, und mich dann in den Bewegungszyklus zu begeben, damit ich einen neuen Stand finden und neue Wege beschreiten kann.

Wie sieht es in meinem Leben praktisch aus? Das stille Sitzen in der Meditation wird häufig als Praxis bezeichnet. Dabei geht es darum, Räume zwischen Gedanken und rings um Problemkreise herum aufzufinden. Kontemplative Disziplinen wie Yoga, Tai Chi, Kalligraphie, Bogenschießen, Ikebana und Teezeremonien sind praktische Übungen, die darauf abzielen, Achtsamkeit zu bündeln und die Fähigkeit, in der Gegenwart zu sein, zu schulen.

Wie also sieht mein Leben praktisch aus? Wenn ich mich in Selbsthaß verliere und tagein, tagaus darin verhaftet bleibe, werde ich am Ende zwangsläufig zu einem hassenswerten Menschen. Selbsthaß entsteht eher aus der Praxis des Sich-selbst-Hassens als aus all den schrecklichen Dingen, die wir getan haben. Wie kann ich aufhören, etwas zu praktizieren, wenn ich es schon so lange getreulich wiederholt habe, daß ich nicht mehr weiß, wie ich es lassen soll? Der Bewegungszyklus liefert die Form, das Rahmenwerk, um mit zerstörerischen oder einschränkenden Praktiken Schluß zu machen. In der Phase des Handelns praktizieren wir bejahende, freudebringende Verhaltensweisen, die uns die Welt ringsum sehr viel schöner erscheinen lassen. Gleichzeitig bereitet sie uns für weitere Reisen im Bewegungszyklus vor und bringt uns in die richtige Ausgangsposition für weitreichendere und lebensbejahendere Streifzüge durch die Spirale unseres Daseins.

Unser Geist ist wie ein Lagerhaus, das bis zum Rand mit Saatgut gefüllt ist. Der Samen symbolisiert alle möglichen menschlichen Gefühle, Meinungen und Glaubenssätze. Wir tragen den Samen des Hasses ebenso in uns wie den Samen der Liebe und Zuwendung. Was wir in unserem Denken praktizieren, kreist folglich um die Frage: „Welchen Samen wässere ich?" Wie bereits erwähnt, wird immer das wachsen und gedeihen, dem wir unsere ganze Aufmerksamkeit widmen. Abusive Eltern, eine karge Kindheit und die sozialen Belastungen im Deutschland nach dem Ersten Weltkrieg wässerten in Hitler die Samen von Bitterkeit und Haß. Und er wässerte sie weiter, als er schließlich erwachsen war, statt andere Samen gießen zu lernen. Ein jeder von uns wäre fähig, das zu tun, was Hitler getan hat. Aber wir haben uns ungeachtet der Begleitumstände unserer Kindheit dazu entschlossen, andere Samen zu wässern als er.

Bei meiner Arbeit mit Klienten und Studenten achte ich sehr genau darauf, welche Samen sie wässern. Die Heilung alter Verletzungen ist nur ein Teil der Therapie. Gleichzeitig geht es darum, die Art und Weise zu ändern, wie wir dem Leben zur Zeit begegnen, und sich zu entschließen, andere Samen zu wässern als man uns einmal beigebracht hat. Versteht meine Studentin dies nicht, weil es zu kompliziert für sie ist oder weil sie ständig ihre Samen des „Ich bin dumm" gießt? Ist meine Klientin traurig, weil etwas Unangenehmes geschehen ist oder weil sie ihre Samen der Traurigkeit wässert und dabei die Samen der Wut oder Freude vernachlässigt? In welchem Garten wir leben, hängt von der Art der Samen ab, die dort keimen und wachsen.

In der Phase des Handelns geht es auch darum, unseren Gedanken und Glaubenssätzen andere Wege zu weisen. Wie wir gesehen haben, können wir alte, einschränkende Glaubenssätze, die vor langer Zeit von anderen in uns eingepflanzt wurden, wie Unkraut ausreißen. Dann müssen wir uns an das Pflanzen und Pflegen des Gartens machen, und das ist das Ziel unseres Handelns. Will ich glücklicher sein, muß ich mich nicht nur mit meinem Unglück auseinandersetzen und es verarbeiten, sondern gleichzeitig meine Fähigkeit zur Freude kultivieren. Dies kann ich tun, indem ich mich in kleinen Momenten des Glücks „ertappe", die mir früher wahrscheinlich entgangen wären. Anstatt das Gefühl einfach verstreichen zu lassen, bringe ich es in den Bewegungszyklus ein. Ich erwache und mache es mir bewußt und zu eigen und liebe es bis in die letzte Faser. Dann reproduziere ich es und gebe es der Welt, beispielsweise indem ich mich an den nächstbesten Menschen wende und ihm erzähle, worüber ich mich so sehr freue. Oder ich fange vor lauter Freude an zu tanzen. Womit wässern Sie die Samen Ihres Glücks? Womit auch immer – tun Sie es! Handeln Sie, werden Sie aktiv!

ÜBUNGEN FÜR DIE PHASE DES HANDELNS

1. Machen Sie einen Spaziergang. Üben Sie dabei, Ihre Aufmerksamkeit zwischen Ihrer inneren Erfahrung und dem, was Ihnen außen begegnet, hin- und herpendeln zu lassen. Es ist wie der Rhythmus des Atmens – Aufmerksamkeit nach innen, Aufmerksamkeit nach außen. Achten Sie darauf, wie Ihre Achtsamkeit für das eine das andere beeinflußt und nährt.

2. Wiederholen Sie diese Übung, diesmal jedoch gemeinsam mit einem Partner. Lassen Sie Ihre Aufmerksamkeit zwischen Ihrer inneren Erfahrung und Ihrer Ausgerichtetheit

auf Ihren Partner hin- und herpendeln. Achten Sie darauf, ob Sie sich dabei mehr auf sich selbst oder auf den anderen konzentrieren. Ist Ihre Aufmerksamkeit in der einen oder anderen Richtung unausgewogen, können Sie Ihren Atem als Hilfsmittel benutzen: einatmen und sich dabei selbst fühlen, ausatmen und dabei den anderen fühlen.

3. Erstellen Sie jetzt gleich eine detaillierte Liste der Dinge, die Sie in Ihrem Leben wiedererlangen möchten. Schreiben Sie hinter jeden Punkt, was Sie zu seiner Verwirklichung zu tun beabsichtigen. Liegt Ihnen daran, Ihren Sinn für Humor wiederzuerlangen, könnten Sie sich vornehmen, jeden Tag mindestens zwei Witze zu erzählen. Oder sie besuchen einen Kurs für Kabarettimprovisation. Ist Ihr Ziel die Wiedererlangung Ihrer Sexualität, könnten Sie ein Buch über Intimität in Partnerschaften lesen. Achten Sie darauf, daß Ihre Liste mit Spaß praktisch umsetzbar ist. Und machen Sie sich dann ans Werk!

4. Erzählen Sie anderen, was Sie im Augenblick wiedererlangen möchten. Wenn Ihre Freunde, Kollegen und Angehörigen wissen, worauf Sie aus sind, können sie Sie besser beobachten und Ihnen Bestätigung geben, sobald sich erste Erfolge einstellen.

5. Wenden Sie eine gewisse Zeit auf, um sich mit Dingen zu beschäftigen, die Ihnen wichtig sind, ganz gleich, ob es nun der Regenwald, hungernde Kinder, das öffentliche Rundfunkwesen oder die frühkindliche Erziehung ist. Wenn Ihnen etwas am Herzen liegt, tun Sie etwas, um diesem Anliegen Ausdruck zu verleihen, denn das vermittelt Ihnen ein Gefühl der Verbundenheit und der Hoffnung. Vielleicht möchten Sie einen Teil Ihrer Freizeit dafür opfern oder Geld spenden. Oder Sie schreiben einen Brief an den zuständigen Abgeordneten. Welche Handlung Sie auch immer wählen, achten Sie auf die damit einhergehende

Freude und Befriedigung. Sind Sie wütend oder verbittert angesichts der Weltlage, dann kehren Sie zur Beschreibung zurück und fragen Sie sich, ob irgendein Programm oder der Wunsch nach Kontrolle mit Ihrem Handeln verknüpft ist. Trifft dies zu, arbeiten Sie daran. Wählen Sie eine Vorgehensweise, die sich stimmig für Sie anfühlt, die Ihrer eigenen Rückfindung und Genesung Ausdruck verleiht und darüber hinaus einen Beitrag zur Gesundung der Welt leistet.

6. Prüfen Sie Ihre Integrität. Haben Sie eine wenn auch noch so geringfügige Abmachung nicht eingehalten oder ein Versprechen gebrochen? Gestehen Sie es sich selbst und den Betroffenen gegenüber ehrlich ein. Tun Sie, was in Ihrer Macht steht, um die Sache wieder ins Lot zu bringen.

7. Nehmen Sie sich ein wenig Zeit, um die Frage „Wie sieht mein Leben praktisch aus?" niederzuschreiben und all die Dinge aufzulisten, die Sie im Alltag immer wieder tun. Schreiben Sie hinter jeden Stichpunkt, in welche Rolle Sie schlüpfen, während Sie es tun. Dies kann eine Möglichkeit sein, mit Ihren inneren Persönlichkeiten zu spielen. Wenn ich ständig Fertigkost in mich hineinstopfe, bin ich normalerweise gehetzt, müde und gereizt und weigere mich, für mich zu sorgen („Wann kommt denn endlich jemand, der mir etwas Vernünftiges kocht?"). Ich fühle mich dann immer wie eine Fünfjährige, die keinen Mittagsschlaf gehabt hat und von ihrer Mutter zu einer eiligen Besorgung mitgeschleppt wird. Ich nenne dieses kleine Mädchen in mir Eugenia. Jedesmal, wenn ich mir nicht die Zeit für ein richtiges Essen nehme und wieder einmal im Schnellimbiß lande, werde ich zu Eugenia. Meine Aufgabe ist es dann, mich mit Eugenia in den Bewegungszyklus zu begeben. Stellen Sie fest, wo Ihre inneren Persönlichkeiten zu finden sind und steigen Sie in den Bewegungzyklus ein.

Und freuen Sie sich über alle Teile in Ihnen, die sich bereits lebensbejahend anfühlen.

8. Was könnten Sie praktisch tun, um Ihrem Leben einen höheren Sinn zu geben? Nehmen Sie sich Zeit, um über diese Frage nachzudenken. Vor kurzem habe ich im Anschluß an zwei lange Arbeitstage einen Tai Chi-Kurs besucht. Dies hat mir geholfen, zur Ruhe zu finden, in meine Mitte zu kommen und wach und offen zu bleiben, anstatt nach Hause zu fahren, auf dem Sofa vor dem Fernseher zusammenzubrechen und bis zum Aufwachen am nächsten Tag das Gefühl der Erschöpfung nicht loszuwerden. Vielleicht würde es auch Ihnen helfen, irgendeine strukturierte Aktivität aufzunehmen oder einfach nur regelmäßig spazierenzugehen oder regelmäßig ein entspannendes Bad zu nehmen.

9| Schlußbetrachtung
Mit dem Körper im Einklang schwingen

Ich feiere und besinge mich,
Und was immer ich mir zu eigen mache,
sollst auch du dir zu eigen machen,
Denn jedes Atom, das zu mir gehört,
gehört genauso gut zu dir.
　　　　　　Walt Whitman: Song of Myself

Zu unserem Körper zurückzufinden, ob nun aus den Abgründen des Substanzmißbrauchs oder aus der heimlichen Vernachlässigung, kann ein Wiedererlangen der fundamentalen Lebenskräften sein. Indem wir uns selbst versprechen, im direkten Fluß der Ereignisse zu bleiben, entscheiden wir uns, das Leben in all seiner leuchtenden Pracht und Herrlichkeit zu erfahren. Wenn wir uns längere Zeit nicht um unser physisches Sein gekümmert haben, bringt unser Körper einen Indikator hervor – eine bestimmte Bewegung, Haltung oder Geste, die uns gleich einer Boje auf die geographischen Besonderheiten unserer Reise zur Genesung hinweist. Solche Bewegungsindikatoren waren es, die mich erstmals auf die generelle Bedeutung des Körpers im Genesungsprozeß aufmerksam machten.

Gesund zu werden und zu bleiben, ist ein lebenslanger Prozeß, doch nicht im traditionellen Sinne. C.G. Jung hat einmal gesagt, das Unbewußte sei unendlich. Damit meinte er, wir würden immer und immer wieder auf neues Material und neue Geheimnisse über uns selbst stoßen. Er betrachtete uns als Astronauten auf Lebenszeit, Reisende auf dem Pfad der inneren Erforschung. In diesem Sinne nimmt die Wiederfindung und Genesung den Rest unseres Lebens in Anspruch. Haben wir erst einmal zu dem zurückgefunden, was uns durch Traumata, Mißbrauch oder Vernachlässigung abhanden gekommen ist, brauchen wir es nicht dabei zu belassen. Wir können weitere Aspekte von uns selbst zurückholen, von denen wir gar nicht wußten, daß wir sie verloren hatten. Abraham Maslow sprach von dem Grundbedürfnis des Menschen nach Wachstum, Transformation und der Erreichung höherer Bewußtseinszustände. In diesem Sinne kann der Wiederfindungs- und Genesungsprozeß zu einer spirituellen Reise werden. Wenn wir uns ihm verschreiben, machen wir damit – unabhängig von unserem Ausgangspunkt – einen Sprung in eine Sphäre der vollständigen Transformation unseres Selbst.

Den Körper zurückzugewinnen, ist ein lebenslanger Prozeß des Sich-Einlassens und Sich-Verpflichtens. Es wird immer etwas zu entdecken geben, denn unser Körper lebt im Hier und Jetzt und sonst nirgendwo. Das Hier und Jetzt aber verändert sich unablässig, ist ständig im Fluß. Es ist der einzige Ort, an dem Veränderung möglich ist. Indem wir unseren Körper wieder beanspruchen, bekommen wir jenen einzigartigen Teil unseres Selbst zurück, der den fundamentalen Mechanismus zur Veränderung, zu Wachstum und Transformation bildet. Solange wir keine physische Hülle für unser Wachstum geschaffen haben, fehlt unserem Wandlungsprozeß das Zuhause; die emotionale, kognitive und spirituelle Veränderung hat kein Gefäß, in dem sie ruhen, keine Wohnstatt, in dem sie Zuflucht finden könnte. Fangen wir bei unserem Körper an, nehmen wir ein physisches Gefäß in Besitz, das unserem emotionalen, kognitiven und spitituellen Wachstum Heimat sein kann. Nur wenn uns eine solche Heimat fehlt, kann Sucht zu einem lebenslangen Kampf werden – einem Kampf auf Gedeih oder Verderb, der so lange geführt werden muß, wie unsere Wiederfindung und Genesung keine physische Wohnstatt hat.

Mit Hilfe der folgenden vier Affirmationen können wir unseren Körper zu jenem Gefäß machen, in dem Heilung und Transformation ein Zuhause haben.

DIE VIER AFFIRMATIONEN

1. Meine Gefühle und Empfindungen entstehen als Teil meiner Lebendigkeit, deren Bedeutung ein ganz wunderbares Mysterium ist – ein Mysterium, daß sich mir durch meine lebenslange Verpflichtung erschließt, immer und zu jeder Zeit präsent zu sein.
2. All meine Gefühle und Empfindungen sind ein Teil von mir, und weil sie aus mir kommen, sind sie die Quelle meiner Kreativität.
3. Ein jeder Teil von mir ist auf Liebe gegründet, denn jedes voll durchlebte und ehrlich zum Ausdruck gebrachte Gefühl ist in sich selbst ein Akt der Liebe.
4. Meine Lebendigkeit und Liebe finden ihren Sinn und ihre Erfüllung darin, wie ich sie in der Welt zum Ausdruck bringe.

Diese vier Affirmationen stimulieren und unterstützen den Bewegungszyklus in uns. Wir können die Samen dieser Bewegungsreihe, dieses tagtäglichen Heimkehrprozesses wässern, indem wir uns aktiv dazu entschließen und für sein natürliches Auftreten wach und bereit bleiben. Haben wir erst einmal erkannt, daß es diese vier Stufen zu durchlaufen gilt, haben wir sie erst einmal beobachtet und selbst erlebt, dann können wir uns bewußt dafür entscheiden, einen Schritt weiterzugehen und den Bewegungszyklus als ein Mittel zur eingehenden Erforschung unseres zutiefst schöpferischen Wesens zu nutzen.

Am Anfang steht die Achtsamkeit. Ganz gleich, ob wir durch Schmerz oder Leid an diesen Ausgangspunkt geführt werden oder ob er uns als eine Aufforderung zum Glücklichsein entgegentritt, wir können die damit einhergehende Erfahrung mit offenen Armen empfangen, in dem Wissen, daß sie als nächstes angeeignet, wieder integriert sein will. In dem Maße, in dem wir jene Teile von uns wiedererlangen, die wir verstoßen oder noch nicht wahrgenommen hatten, finden wir zu unserer Ganzheit zurück. Diese Ganzheit gilt es, willkommen zu heißen, zu lieben und anzunehmen. Sie braucht unsere Akzeptanz und will bedingungslos und ohne Vorbehalte in den Schoß unserer Lebendigkeit aufgenommen werden. Und abschließend muß sie durch unser Handeln in der Welt sichtbar und manifest werden – durch das, was wir praktisch tun. Indem wir uns auf diese Weise in den Bewegungszyklus des Lebens hineinbegeben, stellen wir unsere Lebendigkeit über alle Grenzen, die wir früher für notwendig hielten.

Was ist das Wichtigste in meinem Leben? Als ich mir damals im Einkaufszentrum angesichts des Kuchens in meiner Hand schwor, wieder dem natürlichen Bewegungszyklus zu folgen, stellte ich meine direkte Erfahrung in der Welt über die gewohnheitsmäßige Wiederholung meines alten Musters. Was wir nicht zum Abschluß bringen, wiederholen wir. Ich hatte einige meiner alten Gefühle in bezug auf das Essen niemals zum Abschluß gebracht. Ich hatte meine Gefühle der Freude oder Angst nie wirklich bis in alle Höhen und Tiefen durchlebt. Ich hatte in meinem Körper nie die ganze Befriedigung des Gesättigtseins erfahren. Und ich hatte Süßigkeiten als Substitution über wahrhaft erfüllende und vollkommene Erfahrungen gestellt. Ich hatte Angst vor dem Tod, der sich immer einstellt, wenn etwas wirklich beendet und vorbei ist. Wenn wir nie richtig lebendig gewesen sind, fürchten wir den Tod und jenen offenen, kreativen Raum, der durch Abschluß und Vollendung geschaffen wird.

Wenn ich mich an die Angst erinnere, in der ich damals lebte, schnürt es mir die Kehle zu. Heute begrüße ich dieses Gefühl und lasse es, wo es ist. Es macht mich neugierig, also verstärke ich es, um genauer hineinzuspüren. Wenn ich es loslassen würde, dann würde ich sicherlich zu weinen anfangen. Ich erlaube dem Gefühl, die Tränen zurückzuhalten und sage: „Ja, ich weiß, daß du einen Damm errichtet hast, um vermeintliche Fluten zu stauen. Bleib dabei, es ist in Ordnung. Doch bist du wirklich sicher, daß da Fluten sind? Mal sehen. Wer weiß, was tatsächlich zum Vorschein kommt? Laß uns doch einfach mal in dieses zugeschnürte Gefühl hineinatmen, so gut es geht." Ich atme, meine Brust bebt ein wenig, und mir kommen die Tränen. Doch es ist keine Flut, sondern eher ein beständiger Strom. Ich bleibe ganz wach dabei, achte darauf, in meinen Empfindungen und deren Ausdruck immer und zu jeder Zeit absolut ehrlich zu sein. Es kommen noch mehr Tränen, und mit ihnen löst sich das Gefühl im Hals. Ich schenke meinem Hals und meinen Tränen ein Lächeln. Ich erkenne, daß die Tränen ein Teil von mir sind, der einfach nur nach Hause kommen wollte. Sonst nichts. Jetzt spüre ich ein Kribbeln in der Brust, und ich möchte die bewegenden Erfahrungen der letzten fünf Minuten niederschreiben. Hier bin ich, Welt! Ich mache mich sichtbar, berührbar, spürbar. Ich bewege mich und sorge für Bewegung um mich herum. Die Worte fließen aus mir heraus, und dahinter ist Raum. Was wohl als nächstes kommen wird?

Ich bin Schülerin des vietnamesischen buddhistischen Mönchs Thich Nhat Hanh. Eines Tages zeigte er mir ein Stück Papier. „Siehst du dieses Papier?" fragt er.

„Ja", antwortete ich.

„Schau ganz genau hin. Siehst du auch den Holzfäller, der den Baum schlug, um daraus dieses Stück Papier zu machen?"

„O ja. Denn ohne ihn gäbe es das Papier nicht."

„Siehst du auch die Frau des Holzfällers, die ihm das Mittagessen bereitete, an jenem Tag, an dem er den Baum schlug?"

„Ja."

„Und siehst du auch den Laster, auf dem die Baumstämme abtransportiert wurden? Und den Diesel im Tank des Lasters? Die Pflanzen, die vor Jahrtausenden starben, um zu Erdöl zu werden?"

„Ja."

„Sieh ganz genau hin. Gibt es etwas, das nicht in diesem Stück Papier enthalten ist?"
„Nein."
Wir tragen in uns den Samen einer jeden Eigenschaft, eines jeden Gefühls und von allem, was ist. Wir beherbergen ein ganzes Universum von potentiellen Möglichkeiten. Die Samen, die wir wässern, werden wachsen und aus uns einen einzigartigen Menschen machen. Wie wässern wir diese Samen? Wir beginnen mit der Achtsamkeit und erwachen für die Lebendigkeit und Lebensfreude des Alltags. Ich wußte, daß ich meine Wachsamkeit zurückerlangt hatte, als ich in der Wüste von Arizona war. Fünf Tage lang war ich wie berauscht von dem Geruch, der über dem Land lag, von den Farben der Blüten, dem Gesurre und Gezirpe der Kolibris, der flimmernden Hitze, die mich umgab. Inmitten meiner Hingerissenheit erkannte ich, daß das Auf und Ab des tagtäglichen Lebens süßer ist als jedes Nahrungsmittel, das ich je gekostet hatte, und überwältigender als jeder noch so wohl arrangierte Höhepunkt. Ich war bei mir selbst angekommen und hatte die Welt in all ihrer „sprühenden Lebendigkeit" in mir aufflammen lassen, um es mit Diane Ackermans Worten zu sagen.

Mit der Achtsamkeit wässern wir die Samen der Aneignung. Wagen wir den Schritt vom Sich-selbst-Verlieren zur Selbstverantwortung, so verleiht uns das die erforderliche Kraft zur Transformation in einen Menschen unserer Wahl. Dann stehe ich in einer co-kreativen Beziehung zur Welt und schwinge in einem Pas-de-deux von epischer Dimension. Die uns aus der Wiederaneignung aller Teile unseres Selbst, auch der bislang noch nicht zur Blüte gekommenen, erwachsenden Kraft, ist der Treibstoff für unsere Reise zu Heilung und Transformation.

Die Samen der Liebe tragen wohl die größten Möglichkeiten in sich. Sie bilden die Blüten in unserer inneren Landschaft, die unseren Erfahrungen Schönheit und atemberaubende Farbenpracht verleihen. Letztendlich ist es der

Akt der bedingungslosen Selbstliebe und Selbstannahme, der uns den Weg zu uns selbst und anderen weist.

Die Samen des Handelns tragen, richtig gewässert, reiche Früchte und versorgen uns alle. Wir alle leben von dem, was wir tun. Das Leben ginge zu Ende, würden wir nicht mehr handeln; ja, unsere ganze Lebendigkeit definiert sich über unsere Bewegungen und Handlungen.

Machen Sie einen Spaziergang! Lassen Sie sich treiben und nehmen Sie all die Geräusche, Bilder und Gerüche ringsum in sich auf. Fühlen Sie, wie Ihr Körper sich bewegt, spüren Sie seine Temperatur, die Unnachgiebigkeit des Bodens unter Ihren Füßen, die Luft, die in Ihre Lunge ein- und wieder aus ihr herausströmt. So einfach ist Genesung. Atemberaubend und phantastisch. Schlendern Sie ruhig weiter. Mal sehen, wo Ihr Weg Sie hinführt.

Literatur

Ackerman, Diane: *Die schöne Macht der Sinne*. *Eine Kulturgeschichte*, Kindler, München 1991
Beattie, Melody: *Mut zur Unabhängigkeit*, Heyne, München 1992
Beattie, Melody: *Unabhängig sein*, Heyne, München o.J.
Boadella, David: *Wilhelm Reich, Pionier des neuen Denkens*, Scherz, München 1996
Boadella, David: *Befreite Lebensenergie. Einführung in die Biosynthese*, Kösel, München, 2. Aufl. 1996
Bradshaw, John: *Das Kind in uns. Wie finde ich zu mir selbst*, Droemer-Knaur, München 1994
Bradshaw, John: *Familiengeheimnisse – Warum es sich lohnt, ihnen auf die Spur zu kommen*, Kösel, München 1997
Bradshaw, John: *Wenn Scham krank macht. Ein Ratgeber zur Überwindung von Schamgefühlen*, Droemer-Knaur, München 1993
Brown, Malcolm: *Die heilende Berührung. Die Methode des direkten Körperkontaktes in der körperorientierten Psychotherapie*, Synthesis, Essen, 2. Aufl. 1988
Dychtwald, Ken: *Körperbewußtsein. Eine Synthese der östlichen & westlichen Wege zu Selbst-Wahrnehmung, Gesundheit & persönlichem Wachstum*, Synthesis, Essen, 6. Aufl. 1992
Freud, Siegmund: *Die Traumdeutung*, Fischer TB, Frankfurt/M. 1991
Gendlin, Eugene: *Focusing-Technik der Selbsthilfe bei der Lösung persönlicher Probleme*, Otto Müller, Salzburg 1981
Grof, Stanislav: *Geburt, Tod und Transzendenz. Neue Dimensionen in der Psychologie*, Rowohlt TB, Reinbek 1991

Hanna, Thomas: *Beweglich sein - ein Leben lang. Die heilsame Wirkung körperlicher Bewußtheit*, Kösel, München, 2. Aufl. 1992
Hendricks, Gay u. Kathlyn: *Bewußt atmen. Persönlichkeitsentwicklung durch Atemarbeit*, Droemer-Knaur, München 1995
Hendricks, Gay u. Kathlyn: *Liebe macht stark. Von der Abhängigkeit zur engagierten Partnerschaft*, Mosaik, Berlin 1992
Hendricks, Gay u. Kathlyn: *Die neuen Körpertherapien. Persönlichkeitsentwicklung durch Integration von Körper und Emotionen*, Droemer-Knaur, München 1994
Jellinek, E.M.: *Stufen des Alkoholismus* (Bearbeitung von Burmester) Neuland-V.G., Geesthacht, 6. Aufl. 1995
Keen, Sam: *Die Lust, ich zu sein*, Lübbe, Berg. Gladbach 1993
Keen, Sam: *Wider die Leere in unserer Zeit. Eine praktische Philosophie für den Alltag*, E. Kabel, Hamburg 1996
Keen, Sam: *Es lohnt sich nur der Weg nach innen. Über das kreative Potential der Langeweile*, E. Kabel, Hamburg 1993
Keleman, Stanley: *Körperlicher Dialog in der therapeutischen Beziehung*, Kösel, München 1990
Keleman, Stanley: *Verkörperte Gefühle. Der anatomische Ursprung unserer Erfahrungen und Einstellungen*, Kösel, München 1992
Kurtz, Ron: *Körperzentrierte Psychotherapie. Die Hakomi-Methode*, Synthesis, Essen, 6. Aufl. 1996
Kurtz, Ron/Prestera, Hector: *Botschaften des Körpers*, Kösel, München, 7. Aufl. 1993
Lerner, Harriet Goldhor: *Was Frauen verschweigen. Warum wir täuschen, heucheln, lügen müssen*, Fischer TB, Frankfurt/M. 1996
Lowen, Alexander: *Liebe und Orgasmus. Persönlichkeitserfahrung durch sexuelle Erfüllung*, Goldmann, München 1993

Lowen, Alexander: *Lust. Der Weg zum kreativen Leben*, Goldmann, München 1994

Miller, Alice: *Das Drama des begabten Kindes und die Suche nach dem wahren Selbst*, Suhrkamp, Frankfurt/M. 1997

Miller, Alice: *Du sollst nicht merken. Variationen über das Paradies-Thema*, Suhrkamp, Frankfurt/M. 1983

Mindell, Arnold: *The Dreambody. Körpersymptome als Sprache der Seele*, A. Banz, Leinfelden-Echterdingen-Hohenacker, 3. Aufl. 1991

Murphy, Michael: *Der Quantenmensch. Ein Blick in die Entfaltung des menschlichen Potentials im 21. Jahrhundert*, Integral. Volkar-Magnum, Wessobrunn 1994

Pesso, Albert: *Dramaturgie des Unbewußten. Eine Einführung in die psychosomatische Therapie*, Klett-Cotta, Stuttgart 1986

Pierrakos, John C.: *Core Energetik. Zentrum deiner Lebenskraft*, Synthesis, Essen 1993

Reich, Wilhelm: *Charakteranalyse*, Kiepenheuer & Witsch, Köln 1989

Reich, Wilhelm: *Die Funktion des Orgasmus. Die Entdeckung des Orgons*, Kiepenheuer & Witsch, Köln 1987

Rosenberg, L./Rand, M./Asay, D.: *Körper, Selbst & Seele. Ein Weg zur Integration*, Junfermann, Paderborn 1996

Schaef, Anne Wilson: *Co-Abhängigkeit*, Heyne, München 1992

Schaef, Anne Wilson: *Die Flucht vor der Nähe. Warum Liebe, die süchtig macht, keine Liebe ist*, dtv, München 1992

Schaef, Anne Wilson/Fassel, Diane: *Suchtsystem Arbeitsplatz. Neue Wege in Berufsalltag und Management*, dtv, München 1994

Whitfield, Charles L.: *Heilen des inneren Kindes. Entdecken und Wiedererwecken Sie den Teil in sich, der lebendig, kraftvoll, schöpferisch und erfüllt ist: Ihr wahres Selbst,* Medizin & Neues Bewußtsein, Wessobrunn 1993

Woodman, Marion: *Heilung und Erfüllung durch die Große Mutter. Eine psychologische Studie über den Zwang zur Perfektion und andere Suchtprobleme als Folgen ungelebter Weiblichkeit,* Ansata, Interlaken, 2. Aufl. 1988

Adressen

The Focusing Institute,
Institutsleitung:
Eugene Gendlin.
University of Chicago,
5848 University Ave.,
Chicago, IL 60637.

The Hakomi Institute,
Institutsleitung: Ron Kurtz.
P.O. Box 1873,
Boulder, CO 80306.

Hakomi Integrated Somatics,
Institutsleitung: Pat Ogden.
P.O. Box 19438,
Boulder, CO 80308.

The Hendricks Institute,
Institutsleitung: Kathlyn Hendricks.
120 North Tejon #203,
Colorado Springs, CO 80903.

The Moving Center,
Institutsleitung: Christine Caldwell.
P.O. Box 19892,
Boulder, CO 80308

Rosenberg-Rand Institute of
Integrated Body Psychotherapy
(IBP),
Institutsleitung: Marjorie Rand.
1551 Ocean Ave., Suite 230,
Santa Monica, CA 90401.